謝謝你讓我瘦下來

獻給減重路上遭遇無數挫折的你

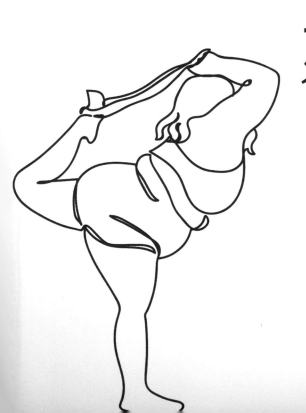

宋天洲醫師 —— 著

目錄

Chapter 1　健康體重管理觀念
減重 10 大迷思全破解　　　017

Chapter 2　減重手術介紹
減重代謝手術的科學解密　　　029

減重路上，陪你終點！

這本書寫完後，一直苦惱要怎麼做這本書的命名，就在校稿的午后，看到個案中的病友，我突然想起，病友常跟我說的一句話：「謝謝你讓我瘦下來」。這本書因此命名。

讓我選擇當一位減重專科醫師、一位預防醫學專家，或許要回顧一段陳年往事。曾經我是一位腹內癌症外科專家，對肝癌、胃癌、胰臟癌多有涉獵，當時希望藉由自己專業替癌症患者爭取更多的時間。可惜大多癌症患者鮮少因為接受治療而完全康復，術後的生活亦無法較過去快樂。

感謝平常養成閱讀醫學期刊的習慣，拜讀一篇瑞典研究文獻（Lars SjÖstrÖm et al. N Engl J Med 2007;347:741-752），這是一篇有關肥胖病患接受內科及外科減重手術治療的比較，針對上萬名病患在追蹤 15 年後的對照分析，經由外科手術的

存活率較內科治療組高出 30% 之多。這對我來說很震驚，也從中有所啟發，原來減重手術是帶給人健康的手術。

於是乎我於 2010 年投入減重醫療的權威名師李威傑教授門下拜師學藝，那時不僅僅是我首次接觸減重手術的啟蒙，同時也是自己行醫生涯的轉捩點。

從那時起我開始把重心轉向外科減重醫療，一路從嘉義基督教醫院、高雄阮綜合醫院到現職的義大大昌醫院。這一路走來，我常自問「我為病人做的夠了嗎？ 我還能為他們做什麼？」我想，也許是這份堅持，讓我從隻身的開疆闢土到現在建構全臺規模最大的減重醫療團隊。

我之所以寫這本書是有原因的。即便 21 世紀資訊流通普及，網路世代崛起，減重手術尚不足以為廣大民眾所認知，有時甚至存有污名化的歧見，包括醫界或民間，總還是背負著肥胖相關議題的原罪。包括減重就是為了愛漂亮、減重是美容行為、減重少吃多運動就好何必手術等等。

其實肥胖者本人是相當痛苦的，他們承受的是疾病的吞噬、精神上的壓力。也許我們都不是胖子，難以切身體會他們的痛楚，經常加諸各種情緒在他們身上。像是門診時，經

常看見責怪患者的父母，斥責為何不少吃一點，不多做一點運動？這些話語對他們來說其實是種精神虐待。

因此寫書的念頭慢慢在我腦海裡滋生，希望寫一本為肥胖者發聲的書，藉由 36 位真人真事的故事，由患者的視角切入，讓大家更能以「同理心」去看待他們。我也以專業減重醫師的立場，剖析肥胖對身體健康的傷害，期待透過此書，讓大家更重視肥胖這個議題。

優質醫療，回饋社會

　　義大減重醫療團隊成立迄今已擁有逾十年經驗，近期每個月進行減重代謝手術有數十個案例。約四年前宋天洲醫師加入義大醫療團隊，他擁有非常專業的能力和經驗，也具有高度的服務熱誠，我非常支持和鼓勵他，希望藉由他的能力能夠貢獻社會，照護更多需要的人。我和他多次共同討論改造醫療空間的設計規劃，打造義大大昌醫院纖體健康中心及義大癌治療醫院亞洲肥胖醫學研究中心，用最人性、最具溫度的醫療來服務肥胖個案，並更專注於肥胖醫療的研究，探討肥胖成因及創新減重醫療。減肥的人很多，當需要專業醫療時，確知義大醫療可以給他們最好的照顧，如同宋天洲醫師寫下這本書，起心動念來自於求診者一句句「謝謝你讓我瘦下來」，這是求診者給予我們最大的鼓勵，也讓我們致力對社會有所回饋與貢獻。

義大醫療財團法人創辦人

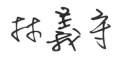

推薦序

謙遜為人，行善為醫

　　猶記兩年前的一個下午，宋天洲部長興奮地拿著我剛出版的新書「世上最快樂的工作」來門診找我，希望能附上我的親筆簽名，他說道：「院長，看完您書的內容，讓我更堅定為患者謀健康的心境。」我也告訴宋部長：「身為醫師，沒有行善的心，很難堅持這份辛苦的工作。」

　　沒想到，兩年後的今天，我卻接受到宋部長的邀請，希望我在他的新書《謝謝你讓我瘦下來》寫序。我欣然同意，因為這也是一種傳承。

　　身為宋部長的長官，我對他謙遜的態度、不躁進的處事及對病人的親和力是高度肯定的。

　　《謝謝你讓我瘦下來》用淺顯易懂的文字描繪了 36 位術友的親身經歷，讓讀者可以更清楚肥胖的可怕，因為肥胖可能導致的合併症（高血壓、糖尿病、心臟衰竭……），會漸漸腐蝕健康、縮短壽命。

　　患者的故事，常常是激勵我們醫師努力的動力，所以我才會把這份職業視作志業，這是一份「世界上最快樂的工作」，尤其我一生致力於神經顯微重建手術，最歡喜的就是看到癱瘓在床的病人能夠重新站起來。《謝謝你讓我瘦下來》這本書，字裡行間可以隱約看到宋部長的喜悅，我想這種心情我完全能夠體會，甚至我想著，也許宋部長想藉著這本書跟他的病患說聲謝謝，感謝他們讓宋部長體會「世界上最快樂的工作」。

義大醫療決策委員會主任委員暨義大醫院院長

杜元坤

推薦序

從病患真實需求出發
溫暖照護的減重大全

　　2021 年 11 月底，正在臺北的旅館隔離檢疫中，很榮幸有機會看完了這一本由高雄義大大昌醫院，減重陪跑者宋天洲醫師的巨作《謝謝你讓我瘦下來：獻給減重路上遭遇無數挫折的你》。這本書是由宋天洲部長聯合其減重手術醫療團隊以及多位減重手術病患所共同撰寫而成。這本書是我所見過最貼近減重手術病患，同時也有最完整減重手術照顧知識的讀物，可以提共國內廣大減重代謝手術病患一個可讀性高，同時又很實用的讀物。這種由病患的需求出發，由病患的角度思考，追求全方位的減重代謝外科病人照顧的努力真是令人敬佩，也正是義大大昌醫院宋天洲減重代謝外科團隊持續成功的基礎。

　　還記得 11 年前宋天洲部長第一次由嘉義基督教醫院來敏盛綜合醫院拜師求藝時，還是一個年輕而陽光的一般外科醫

師，具有典型南部人純樸而快樂的氣質。雖然在腹腔鏡微創手術並沒有什麼經驗，但是好學而努力的他，很快就掌握了腹腔鏡微創手術的精髓，同時更對代謝減重外科產生了極大的興趣。因此在嘉義工作兩年以後，雖然已經升任一般外科主任，擁有很高的知名度以及廣大病人群，仍然決定放下一切，回到高雄，專注在減重代謝手術的領域，一切歸零，重新開始。這一種專注，很有勇氣的精神就是他可以成功的基石。雖然在發展的早期也曾經經歷過許多的挫折，但是天洲能夠永遠保持樂觀，積極的態度，更經由中山大學企業管理碩士學程學到許多經營的技巧，經過不斷的改進以及經驗累積，再結合義大醫療體系龐大資源的充分支援，終於成功打造臺灣減重代謝外科手術量第一的醫療團隊。但是宋醫師並未以此而自滿，仍然隨時在思考如何增進病人的照顧，提升病人所得到的價值，即使在疫情期間，仍然可以很快反應，並未讓醫療服務量降低，這一些都是令人敬佩的成果。今天這一本書，跟一般的教科書以及科普讀物都不一樣，完全是站在病人的角度出發，以病人自身的經驗帶出減重代謝手術的知識以及照顧上的要領，讓我深深覺得這是一本能夠提供讀者所需要的知識，經驗以及成果的好書，值得推薦給所有想要瞭解代謝減重手術的肥胖患者。

　　中庸有言 「至誠無息，不息則久、久則徵。」任何事業都是由有熱誠開始，有熱誠自然會專注，甚至廢寢忘食。因為這樣的努力，久了自然會有名聲，也就成功了。雖然代謝減重手術的手術安全性以及效果，目前都已達到非常安全以及有效的狀況，但是長期仍有復胖以及其他的問題需要我們給予持續的關注 。 一個完美的減重手術，是需要醫療團隊長期給予病人生活形態上的指導，支持與管理，更需要病人長期的努力配合。我不認為目前有完美的減重手術，不過我們一直在追尋完美減重手術的途中，宋醫師以減重陪跑者自居，更是這一種觀念的完美詮釋。

　　展望未來，正如中庸所言「徵則悠遠、悠遠則博厚、博厚則高明」，宋醫師減重代謝團隊必能成為具有廣博學識，深厚實力的高明醫療團隊，同時更希望宋醫師團隊能進而「博厚、所以載物也。高明、所以覆物也。悠久、所以成物也。博厚配地、高明配天、悠久無疆」。 照顧更多的病人，提升代謝減重外科醫界整體的水準，成為此領域的第一品牌。最後，再度恭賀宋醫師團隊完成這本好書，本書值得各位讀者好好學習，加以琢磨。 讓我們一同向更完美的減重代謝手術前進。

臺灣桃園敏盛綜合醫院、臺灣大學醫學院、臺灣臺北中心醫院，中國蘇州明基醫院

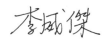
李威傑

減重10大迷思全破解

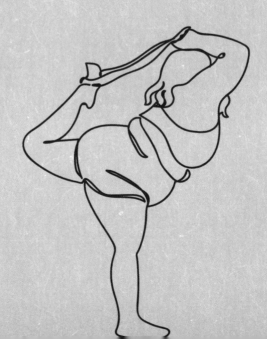

Q_1 減重少吃多動就好了，為何要手術？

首先要知道，減重七分靠飲食，三分靠運動。根據衛福部資料顯示，慢跑 30 分鐘可以消耗 246 大卡的熱量，而一杯珍珠奶茶的熱量就高達 600 大卡。藉此得知，其實我們日常的飲食習慣極可能給身體帶來過多的額外熱量。所以我們可以了解自己每天攝取的熱量及身體代謝的熱量，藉由專業療程改善飲食習慣，還是減重的不二法門。

一旦瘦不下來時，就要檢視飲食與生活作息。即便每天都吃得少，或持續維持運動習慣，但體重卻沒有持續下降，符合上述狀況即是所謂的停滯期。突破停滯期就是想辦法打破身體的習慣，包括及時修正飲食或運動計畫，去給予身體一些刺激來改變減重成果，過一段時間體重就有機會再下降。

減重除了運動跟飲食控制外，亦可透過內科藥物、中醫等方式來輔助。不過並非每個體重級別都能透過藥物解決，當 BMI>32 且內科無法解決過重體重時，可考慮外科手術來治療肥胖症及引起的代謝性疾病。當有減重需求時，務必尋找專業減重團隊幫助，才能獲得完整的治療方案與照顧喔！

Q2 減重手術的風險是不是很高？

　　自從腹腔鏡手術技術的發展，減重手術皆以腹腔鏡執行，隨著案例經驗的累績，加上術前到術後的照顧流程標準化，減重手術風險大幅降低到百分之一以下，一方面在術前做很詳細的評估，來確認患者的狀態適不適合手術、適合做什麼手術，再者術後好好照顧傷口，依照醫療團隊建議去改善生活型態，減重手術反而才是幫助你擺脫危險的手段。隨著科技的進步，減重手術的安全性如同一個盲腸手術或膽囊手術一樣，大家可以更加放心。不過每個人的身體狀況也可能會有差異，所以如果有興趣，還是建議去減重門診做完整的諮詢比較好喔。

　　那麼怎樣的人適合動手術？比起適不適合，應該是說「需不需要」。一般人的 BMI 值應該介於 18.5 到 24 之間，超過35 死亡率就會達到正常體重者的兩倍。當然共病愈多，手術風險相對提高，預防勝於治療，在肥胖共病尚未出現或相當嚴重時，例如糖尿病、睡眠呼吸中止症、心血管疾病等，在符合條件下就積極接受減重手術治療，手術風險也會大幅降低。

Q3 聽說減重術後要一輩子吃流質飲食跟營養品？

這是錯誤的謠言喔！減重手術的最終目標是希望透過一次的手術來重新建立全新的良好飲食習慣，所以每位減重術後的個案，就像一個個呱呱落地的新生兒一樣，連飲食都如同回到小寶寶的狀態般地慢慢養成，也就是漸進式飲食。

所謂漸進式飲食就是，術後的第一個飲食階段是「清流質飲食」，例如水和運動飲料，完全無渣不刺激腸胃蠕動，主要補充糖分及水分。出院後返家的第一天則會進入「全流質飲食」的階段，這時可以嘗試燕麥奶、米漿、果汁或果泥等，全流質飲食含有少量纖維，營養較清流質均衡。

返家後的第三天進入「半流質飲食」階段，這時可以開始嘗試無糖豆漿、無糖優格、高蛋白飲，以及些許蒸蛋；半流質食物的特性是容易咀嚼消化，在選擇食物時以質地細緻、好消化為原則。返家一週後可以開始嘗試軟質飲食，並且攝取一天6份的蛋白質，如：嫩魚肉、雞肉、皮蛋豆腐、軟質水果等。所以減重術後只需要一週流質飲食的調整期而已，但不論是哪個階段的飲食，務必要記得放慢速度做嘗試，並且以少量多次的方式進食喔！

Q4 我食量很小，也吃不多，為什麼還會胖？

控制飲食是維持體態很重要的環節，總是覺得吃得少，但還是容易胖，可能是幾個原因，1. 常吃高熱量密度的食物：例如麵包、蛋糕、炸雞等，這些精緻食物即使少量攝取，獲得相同的飽足感，但是空有熱量，卻沒有營養價值，才會變成吃得少但是容易變胖的狀況。2. 基礎代謝率太低：減重的關鍵在於總熱量控制，而基礎代謝率的高低，會影響每天能吃多少食物，如果每天攝取身體所需要的熱量，久而久之就容易肥胖，如果基礎代謝率較高，能吃的東西自然比較多，另外，不健康的節食減重，也會降低基礎代謝率。3. 運動量少，肌肉量低：肌肉組織比脂肪組織可以消耗更多的熱量，但是隨著年齡增長，加上運動不足就會導致肌肉量變少，讓基礎代謝率變低，肌肉更容易流失。

現代人飲食大多不均衡、活動量減少，又加上上班族久坐的工作型態，是產生肥胖的原因之一。在飲食的調整上可以少吃加工或油炸過的高熱量密度食物，多吃天然的食物，如優良蛋白質、蔬果類、全穀類等，才能吃飽的同時也避免過高糖份及油脂。除了均衡飲食之外，運動是維持與提升基礎代謝率及增加肌肉量的關鍵，可以透過肌力訓練，來幫助身體長肌肉，

並搭配優質蛋白質，才有助於肌肉組織增加。減重手術後的飲食以高蛋白、低脂肪為原則，且需要比過去攝取更多的水分來促進代謝，當然也要均衡攝取食物的營養，可以讓減脂的同時，維持肌肉量，避免掉髮。吃得少並不保證一定會瘦，應該多注意飲食型態和運動狀況，才能擁有健康的體態。

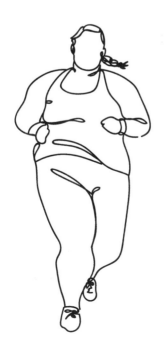

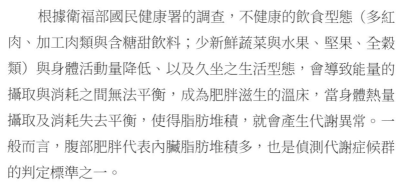

Q5 我是不是代謝不好、內分泌失調所以才會胖？

　　根據衛福部國民健康署的調查，不健康的飲食型態（多紅肉、加工肉類與含糖甜飲料；少新鮮蔬菜與水果、堅果、全穀類）與身體活動量降低、以及久坐之生活型態，會導致能量的攝取與消耗之間無法平衡，成為肥胖滋生的溫床，當身體熱量攝取及消耗失去平衡，使得脂肪堆積，就會產生代謝異常。一般而言，腹部肥胖代表內臟脂肪堆積多，也是偵測代謝症候群的判定標準之一。

　　另外，臺灣研究也證實，重度肥胖族群傾向不良的飲食型態以及較低的運動量；以遺傳的角度評估，目前已發現的多個基因異常也會影響體內不同的代謝機轉，進而增加肥胖之風險。代謝症候群簡而言之，不良的生活型態約占 50％，遺傳因素約占 20％。家族中有高血壓、糖尿病、高脂血症的人，其代謝症候群的機率比一般人高。

　　低纖、高糖、高油脂飲食與過量飲酒習慣的人容易有代謝症候群。長期各種因素造成心理壓力大者，會造成內分泌失調，導致血糖上升，得到的機率也較高。所以進行飲食控制或接受減重代謝手術可以減少熱量攝取，改善代謝機制，降低肥胖的風險，達到減重的目標。

Q6 減重手術是醫美手術嗎？

　　各種減肥廣告充斥著我們的生活中，然而在選擇減重療程之前，我們首先要了解自己的身體健康狀況，以及想要減重的目的是什麼。

　　嚴重肥胖所帶來的疾病多到嚇人，恐怕和大家印象中的「減肥」真的截然不同，減重代謝手術帶給我們的最大價值或許就是健康。減重代謝手術常見的術式，包括胃縮小手術、胃繞道手術、迷你胃繞道手術等，與醫美療程所追求的價值不同，旨在治療肥胖症及緩解肥胖所帶來的疾病，而術後在體型意象上符合大眾期待的美麗樣貌，則可能是手術的附加價值。

　　所以正確地說，抽脂不等於減重，而是減重後抽脂補脂，才能建立完美體態。即便非嚴重肥胖，但總是對自己身材感到不滿意，若 BMI 小於 32（非病態性肥胖者）且有心想要減重者可考慮免開刀的胃內水球、胃束帶、胃內縫合，以及近期最夯的胃內肉毒桿菌注射。不論選擇哪種減重方式，減重後仍對身體局部部位感到不滿意者，考慮搭配醫美抽脂、體雕儀器等其他療程作為輔助，重回自信健康的體態，修正到自認最有自信的樣子。

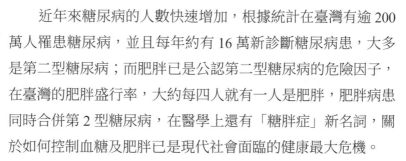

Q7 有糖尿病可以做減重手術嗎？

近年來糖尿病的人數快速增加，根據統計在臺灣有逾 200 萬人罹患糖尿病，並且每年約有 16 萬新診斷糖尿病患，大多是第二型糖尿病；而肥胖已是公認第二型糖尿病的危險因子，在臺灣的肥胖盛行率，大約每四人就有一人是肥胖，肥胖病患同時合併第 2 型糖尿病，在醫學上還有「糖胖症」新名詞，關於如何控制血糖及肥胖已是現代社會面臨的健康最大危機。

傳統糖尿病治療包括飲食、運動及藥物治療，但是效果有限。減重一直是肥胖糖尿病患者的難題，臺灣的糖尿病病人甚至僅有不到一半可以達到理想的控制標準（糖化血色素降至 7% 以下），近年來醫學研究已經證實可以用胃腸道手術來讓血糖下降，減少吃藥打針的比例。

統計顯示糖尿病手術治療的效果較傳統內科治療效果好，有 50% 至 80% 的病患可以得到完全緩解，除了可以有效控制血糖外，還可以改善因為高血糖所造成的腎病變、視網膜病變、神經病變及心血管疾病等。美國糖尿病協會亦提出建議，BMI>27.5 的亞洲第二型糖尿病患，可以藉由減重手術來緩解糖尿病。

Q_8 減重術後 多久會恢復？

　　減重手術是透過微創腹腔鏡技術來執行，所以傷口小、疼痛少、復原快，術後當天就可以下床活動。醫師的技術和經驗會影響後續大部分的照顧品質，若無特殊狀況，減重術後是不需要放置任何管路，包括尿管、引流管、鼻胃管等，在恢復力上也比較快，一般只需住院 2 個晚上，所以很快就能出院回家。

　　出院後是可以正常生活和工作的，自行打理返家的交通也是大有人在。只要留意腹部傷口一週內不要過度使力，遵照漸進式飲食的衛教，沒有特殊情況，基本上是不會影響生活的。不過還是要提醒大家，每一個人對於術後的適應程度及感受程度都有所不同，若有任何問題，務必要向個管師反應並尋求幫忙。

　　大多數人最關心的術後的減重速度，一般而言，第一個月就能減輕 10% 的多餘體重，到了術後第三個月則可以減輕術前體重的 20%，手術後前半年的時間稱為「減重黃金期」，也就是因為飲食有大幅的改變使體重明顯下降，成效好、變化最快，若後續持續維持良好的飲水及飲食習慣，一年則可以減去 35% 至 40% 的體重。所以術後一定要好好把握減重黃金期，才能讓減重利益最大化喔！

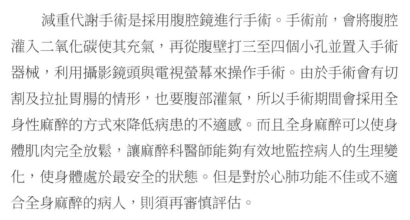

Q9 減重手術需要全身麻醉嗎？

　　減重代謝手術是採用腹腔鏡進行手術。手術前，會將腹腔灌入二氧化碳使其充氣，再從腹壁打三至四個小孔並置入手術器械，利用攝影鏡頭與電視螢幕來操作手術。由於手術會有切割及拉扯胃腸的情形，也要腹部灌氣，所以手術期間會採用全身性麻醉的方式來降低病患的不適感。而且全身麻醉可以使身體肌肉完全放鬆，讓麻醉科醫師能夠有效地監控病人的生理變化，使身體處於最安全的狀態。但是對於心肺功能不佳或不適合全身麻醉的病人，則須再審慎評估。

　　以減重手術來說，腹腔鏡手術施作方式分成三類，包括傳統式、改良式及單孔腹腔鏡手術，術後的疼痛比起傳統減重手術減輕不少，其中又以改良式兼具單孔腹腔鏡手術美觀、傳統式腹腔鏡手術疼痛感小之優點，在減重手術的麻醉恢復照護之後，麻醉科醫師依照病人的情況處方減重手術的止痛治療。由於肥胖病人因體重及原有疾病的病理及生理變化，使得麻醉複雜度提高，尤其是針對具風險性的呼吸道和通氣處理，除了需有充分的評估與準備，有經驗的麻醉科醫師、護理師團隊是不可或缺的。

Q10 減重手術需要住院嗎？

　　減重代謝手術開始前一天，會先住院進行一系列術前常規的身體檢查，如身高、體重、血壓、身體組成分析、體溫、呼吸、血氧濃度、抽血檢查、X 光、心電圖等，另視情況安排腹部超音波、心臟超音波、胃鏡檢查、肺功能檢查、身心評估等，目的在於了解病患的生理與心理狀態，以及是否有相關的合併症，如糖尿病、高血壓、營養缺乏或心血管疾病等，以作為手術前的評估。同時也要安排深呼吸有效咳嗽衛教，預防術後因疼痛而不敢深呼吸，造成肺擴張不全。

　　手術後 24 小時內禁食禁水，給予點滴輸液，24 小時務必要遵照醫療指引採清流質飲食，建議可下床走動，幫助促進腸胃蠕動，但麻醉後易感覺頭暈，宜採漸進式下床，以避免跌倒及姿位性低血壓；並在住院期間觀察肺部是否呼吸正常、進行飲食健康衛教，以及確認是否有術後併發症的產生，如胃腸漏液等，以確保病患身體狀態穩定才能出院。減重代謝手術目前都採用腹腔鏡進行手術，與一般腹腔鏡手術一樣，若沒有特殊情形，通常在術後 2-4 天可出院返家。

減重代謝手術的科學解密

健康體重管理觀念

減重手術介紹

成功個案

術後照顧

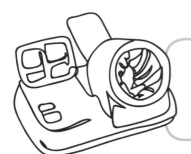

減重代謝手術的大歷史

　　人類與肥胖的關係已經糾纏了數千年，根據歷史記載，減重手術最早是出現在十世紀的西班牙，在人類進入工業時代以前，肥胖是權貴的象徵，只有貴族才能不斷地吃，所以當時的雷昂國王桑喬一世（Sancho I de León）把自己吃到非常非常胖，導致無法行走、騎馬、拿劍，還因為極度的肥胖，當地貴族們因此不服國王而叛變，最後失去了王位。

　　為了奪回王位，桑喬一世國王在安達盧斯流亡期間，找來一位猶太名醫幫忙減肥，據說當時替他執行了一個「嘴巴縫合」的手術。嘴巴縫合後，桑喬國王只能用吸管進食，吃一些流質食物、同時灌食一些含有鴉片類的藥物，透過限制食量的方式達到減重的目的。經過一兩年後還真的減去了超過一半的

體重，最後奪回王位。而這也是歷史上有記載的第一例減重手術。

　　隨著時代的推進，到了二十世紀，世界走向工業化。無論肥胖、減重與之相關的命題有了突破性的進展，甚至可以用突飛猛進來形容，包括 BMI 的概念在第二次世界大戰（1940 年）期間誕生，有近代統計學之父之稱的比利時數學家、天文學家阿道夫・凱特勒（Adolphe Quetelet）創造這個數值計算方式，只不過這和肥胖並無關連，而是為了幫助當時的法國和蘇格蘭軍隊，找出「身材平均」適合加入軍隊的人。

　　此時的減重手術大事紀，如同現今 5G 通訊、人工智能未來科技般，不斷地創新技術，持續地創造趨勢。近代第一例減重手術發生於 1953 年，Dr. Varco 與 Dr. Kremen, Linner & Nelson 發明腸胃道的減重手術 JIB，1966 年美國醫師 Dr. Mason 完成了全世界第一個「胃繞道手術（Gastric Transection w/ Loop Gastrojejunostomy）」，並獲得了「肥胖手術之父」的美名；1977 年 Dr. Griffen 針對胃繞道手術提出改善修正，而催生出第一個 Roux-en-Y 胃繞道手術，隔年則延續 Griffen 醫師的技術，出現膽胰繞道手術的觀念。短短 20 年間，減重手術不斷地推陳出新，技術層面也大放異彩。

1990 年堪稱是減重手術的革命年代，因為腹腔鏡技術的誕生，大大改變了外科手術的作法，Dr. Wittgrove 於 1994 年創下世界首例以腹腔鏡完成胃繞道手術，遂有「The Father of Laparoscopic Gastric Bypass」之名，而腹腔鏡胃繞道手術成功發展後，更成為減重手術的黃金標準手術（The gold standard）。

臺灣是亞洲減重手術發展史上的先驅，1981 年陳楷模教授執行亞洲第一例的胃間隔手術，同時開啟了臺灣減重手術的大門，臺灣遂成為亞洲最早執行減重手術的國家。隔年，日本 Dr. Kawamura 與美國 Dr. Mason 分別在自己國家完成首例的胃間隔手術。

1990 年腹腔鏡技術的誕生改變了外科的技術，爾後台灣於 1998 年完成以腹腔鏡執行的減重手術，當時減重手術較不為人知曉，甚至有很多外科醫師不知道它的存在。1998 年李威傑教授即以腹腔鏡執行臺灣第一例胃間隔手術後，並陸續完成全臺第一例腹腔鏡胃束帶手術、第一例腹腔鏡 RY 繞道手術、第一例胃袖狀切除手術等。

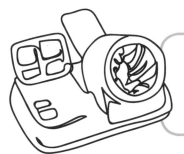

誰適合做
減重代謝手術？

　　諮詢上常有為了單純減重而來，但減重實際上並不單純，那會是需要客製化加上個人化，如何量身打造個人的減重計畫？首先必須瞭解減重手術與代謝手術的差別，代謝手術是為了控制代謝性疾病的方式，如高血糖、高血脂或解決代謝症候群等問題，這些都是肥胖患者常見的疾病，也就是做減重手術的人通常都有代謝問題，但有代謝疾病的人卻不一定有減重問題。簡單來說，代謝手術是減重手術的升級版，代謝手術更需要客製化，並依照疾病嚴重程度，做不同修正。

　　那麼誰適合做手術治療？什麼樣的肥胖症可以考慮減重手術呢？根據台灣健保規範手術適應症如下表所示：

請健保規定病態性肥胖症的患者接受減重手術的適應症

1. 身體質量指數 BMI 超過 37.5kg/m2。

2. 身體質量指數 BMI 超過 32.5kg/m2 合併有高危險併發症，如：第二型糖尿病患者其糖化血色素經內科治療後仍 7.5% 或兩項以上肥胖相關疾病（高血壓、高血脂、睡眠呼吸中止症等）。

3. 曾接受過運動、飲食控制或相關內科治療超過半年以上失敗者。

4. 年齡介於 20 至 65 歲。

5. 無內分泌疾病引起之病態肥胖。（主要需排除甲狀腺低下及庫欣氏症候群）

6. 無主要精神疾病、無嗜睡、無酗酒或藥物濫用者。

7. 無主要器官功能嚴重異常，且能接受手術者。

　　近年來外科手術在腹腔鏡手術以及安全性的進步，國際上有許多醫學中心已將年齡放寬至 20 到 65 歲。所以只需要選擇具有豐富經驗的醫師，以及完善的減重照護團隊，相信就能擁有很好的手術品質。

　　有人會問，為何嚴重肥胖需要外科治療？根據瑞典的對照研究顯示，在追蹤 15 年以後各種外科手術都可以減少 20% 以上的體重，而對照組則沒有任何的改變（如下圖所示）。

新英格蘭發表針對糖尿病患者的研究也顯示，胃繞道手術及
縮胃手術分別在一年後可減去 29.4％及 25.1％的體重，而內
科治療僅能減去 5.4％的體重。同時減重手術也能有效改善因
肥胖而引起的合併症（糖尿病、高血壓、高血脂和睡眠呼吸
中止症等）。

各式減重手術及內科減重 20 年的體重追蹤

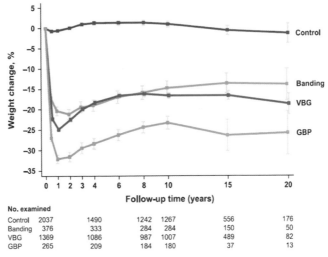

參考文獻：Lars SjÖstorÖm et al. N Engl JMed 2007:357:741-52)

外科手術較內科治療可有效的降低嚴重肥胖患者的體重，改善各種肥胖合併症，也能確實的降低死亡率。因糖尿病引起的心血管疾病及癌症死亡率可有效降低。且搭配專業醫療團隊以及長期照護流程規劃，減重手術的危險性已經大

第二型糖尿病外科治療指引

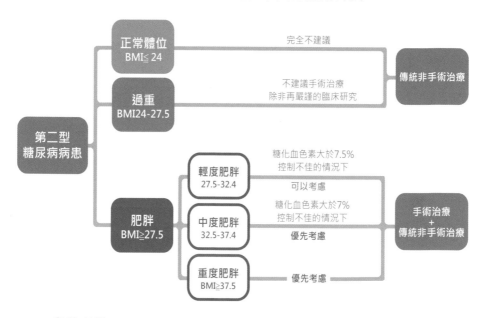

資 料 來 源：Metabolic Surgery in the Treatment Algorithm for Type 2 Diabetes: A Joint Statement by International Diabetes Organizations. Diabetes Care 2016; 39:861-877

幅降低到百分之 0.2％，因此減重手術目前是相當安全的手術。

此外，對於糖胖症治療建議上，減重手術亦是糖尿病的治療選項之一。近年來糖尿病的人數快速增加，根據統計臺灣有接近有 200 萬人罹患糖尿病。傳統糖尿病治療包括飲食、運動及藥物治療，但是效果有限。

近年來醫學研究已經證實可以用胃腸道手術來讓血糖下降，減少吃藥和打針的比例。統計顯示糖尿病手術治療的效果較傳統內科治療效果好，有 50％至 80％的病患可以得到完全緩解，除了可以有效控制血糖外，還能改善因為高血糖所造成的腎病變、視網膜病變、神經病變及心血管疾病等。

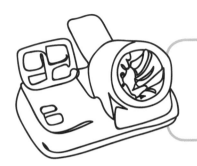

減重代謝手術治療類型

　　減重暨代謝手術，對於「病態性肥胖患者」來說，是一種安全且長期有效的治療方式，手術優點在於減少飢餓感以抑制食慾，進而改善肥胖引起代謝疾病及相關併發症困擾。或許有些病人聽過胃繞道手術效果最好，但是你適合嗎？

　　基本上，減重手術有三個類型，包括限制型手術、限制吸收型手術、混合型手術，限制型手術顧名思義就是藉由手術改變胃容量，讓食量變小，來達到減重的效果，就像袋子小，裝的食物自然就少，例如縮胃手術、胃束帶手術、胃折疊手術、胃內水球放置等。

　　限制吸收型手術是藉由改變小腸的長度，讓食物吸收不良，也就是限制營養的吸收達到減重的目的，例如小腸切除、小腸繞道、曠腸手術等，因為是吸收不良型手術，較容易發生

營養缺乏，有可能會改變身體的機能。混合型手術，則是將前面兩種類型的手術混合起來，例如胃繞道手術，目的是希望同時保有限制型手術及吸收不良型手術的優點，並弱化兩者的缺點。

很多人來求助減重的原因有很多，有些人是單純為了減重，有些人則是因為糖尿病控制不良，或一些疾病，如多囊性卵巢症候群、睡眠呼吸中止症、高血壓、退化性關節炎等，各類減重手術針對這麼多種原因的緩解狀況，也不盡相同，比如限制型手術的胃內水球，一年成效可減輕總體重的15%，胃束帶 20%、縮胃手術 30 至 35%、混和型的胃繞道手術一年則可減輕總體重的 38 至 40%。

依目前臺灣減重手術的主流以腹腔鏡縮胃手術居首，接下來則是迷你胃繞道及 RY 胃繞道等，但亦可透過內視鏡治療肥胖的方式，如胃內縫合、胃內肉毒注射、胃內水球。經長期成效統計來看，或許胃繞道手術在治療某些類型的患者上能有更好的效果，所以相對 RY 胃繞道手術有較低併發症的迷你胃繞道，在手術治療的選擇上有攀升的趨勢。

雖然減重手術發展日新月異，減重手術類型這麼多，即便成效有所差異，還是得經過醫師的綜合評估，並應以病人

為中心來為其考量，才能找到最適合自己的減重方式。

　　以糖尿病來說，一年的完全緩解率，若是透過胃縮小手術治療可達約 70%，胃繞道手術治療可達約 90%，比較起來，胃繞道手術似乎比胃縮小手術來的好，但我們必須經由術前的完整檢查，來選擇適合的減重手術，即便是胃縮小手術，在治療糖尿病的成效上也很好，也不見得會不如胃繞道手術的效果，甚至還可以避免像胃繞道手術術後需要長期使用營養品的狀況。

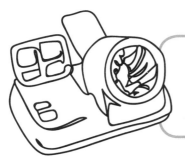

減重術後的疾病緩解與術後照顧

　　肥胖是全球的公衛議題，更是現今的文明病之一，根據衛生福利部國民健康署統計，2019 年國人成人過重與肥胖盛行率已達 47.97%，代表 2 個成人中就有 1 個存在過胖問題。

　　許多人認為肥胖只是一種現象而非疾病，然而世界衛生組織已將肥胖定義為疾病，並且是慢性發炎反應的疾病。糖尿病、高血壓、高血脂、睡眠呼吸中止症、多囊性卵巢症候群等等，都和肥胖有著密切的關連，甚至肥胖症患者更是目前十三大癌症的高危險群。

　　減重手術對疾病的緩解有著顯著的成效，如高血脂症（高膽固醇、高三酸甘油脂）緩解率達 76.3%、脂肪肝緩解率 70.4%，高血壓亦有近 7 成病情改善率，長期飽受慢性病所苦的病人甚至可以不藥而癒，擺脫長年依賴胰島素、止痛藥，找

減重術後疾病緩解概況

Type 2 Diabetes Mellitus

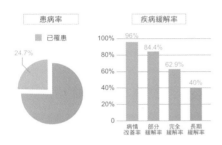

Hypertension

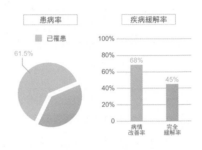

Hyperlipidemia

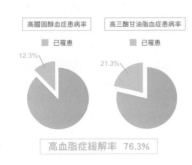

Fatty Liver Disease

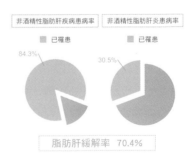

資料來源：義大纖體健康中心臨床統計資料

回健康的身體,重獲新生。

　　無論減重手術或代謝手術,為了貼近需求,都需要非常嚴謹的術前評估,醫療流程會從線上或現場諮詢開始,接下來會做身體檢查、醫師門診、評估過去病史、生活型態、用藥狀況、經濟能力與手術風險,根據每人不同的需求,做出適合的減重計畫。

　　在確立療程後,也會有專屬的個管師協調、關心追蹤進度,包括手術後期也會有專屬個管師來包辦,尤其減重病人術後會經歷到一個複雜多樣化的過程,也會更需要具專業技巧的個管師來解決其面臨的疑慮或正遭遇的處境,術友知道有問題時找的到人問,全天候 24 小時的服務也是個管師的職責所在。醫療團隊也會有營養諮詢、體適能諮詢、心理諮商,術後三高門診等等,在個管師的帶領下,隨時在旁幫助你。

成功逆轉肥胖人生的激勵故事

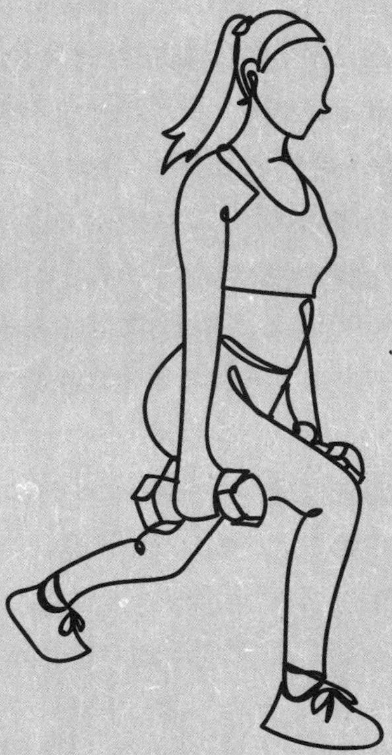

健康體重管理觀念

減重手術介紹

成功個案

術後照顧

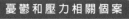

憂鬱和壓力相關個案

不要標籤歧視和霸凌
減重的人需要同理心

當「肥胖者」遇到「憂鬱和壓力」時。

肥胖的人不只長期背負著身體上的負擔，在心理層面也飽受煎熬，肥胖的原因很多，其中有一項重要卻容易疏忽的因素，就是情緒—憂鬱。簡單的說，肥胖者因為身心壓力，容易出現悶悶不樂、社會退縮，產生憂鬱的症狀；相反，憂鬱者也因為身心變化，導致肥胖問題。兩者之間有著互為因果的關係。

有國外研究報告即指出，一般人常以體重、BMI等指數評估是否肥胖，減肥不外乎少吃、多運動等等說法，如同口頭說說的普遍認知，其實反而對肥胖者心理造成陰影。關於肥胖的醫療作為，應視為涵蓋身心靈的長期慢性疾病，增加精神、心理等不同面向的療法。

- ■ 排球校隊高挑運動氣質女神 ----------------
- ■ 因產後憂鬱前夫外遇體重破百 -------------
- ■ 父親鼓勵自信變身減重成功 --------------
- ■ 速配老公和幸福姻緣再度降臨 -------------

「我也可以當胖子界的林志玲啊」，其實庭庭完全沒有一般胖女孩內心常常隱隱作祟的自卑感。一向追求快樂過生活的她，雖然有過不少減肥歷程，但天性樂觀讓她活得很自我，就像她自己說的，一天的難處一天當就夠了。

就連會找上減重門診，原來是她爸爸苦口婆心的勸說才來的。

那時候是她人生有史以來最難受的低潮期。「我還滿年輕就生女兒了」，來不及適應新手媽媽的人生角色，卻已避無可避在自己人生真實上演了。庭庭回憶起自己的產後憂鬱，彷彿仍歷歷在目，光是照顧孩子就覺得很挫折了，每天心力交瘁，動不動就很想哭。

全副心思只能在女兒身上的她，哪有餘力想到自己，更何況是加緊腳步產後瘦身？以前聽過懷孕、當媽媽了是女人最美的時候，她卻根本分身乏術，不只生完孩子的體重破百，達到自己最重的生涯記錄，連當時的夫妻關係也岌岌可危。

　　產後憂鬱、前夫外遇，像是蠟燭兩頭燒，這段婚姻終究落得離婚收場。告別了一段將就的婚姻，她選擇獨自撫養女兒長大，「我當時胖成那樣，我想應該也是我前夫禁不住外面誘惑的原因吧」，如今回想起來，把往事說得雲淡風輕，那段自己挺過雙重打擊的日子，失落又無助點滴在心頭。

　　「我那時的狀態真的是失魂落魄，連我爸爸都看不下去了」，幾乎不曾對她叨叨絮絮的爸爸竟然開口了，畢竟女兒永遠是爸爸的掌上明珠，一邊看她一副頹喪模樣不忍心，還要一邊擔心如果一直這麼胖下去,以後要怎麼找下一個對象。從小到大已經習慣自己消化負面情緒，庭庭為了不讓家人掛心，決心改頭換面改變自己。

　　聽她笑說自己個性不算很典型的雙魚座，也許感情上有一點點愛浪漫的雙魚天性，但生活上的她完全沒有雙魚女生的優柔寡斷，而且還是朋友眼中的耿直 girl，處事果斷、不拖泥帶水。

　　「我也是一個很愛漂亮的女生，但我覺得愛漂亮不應該是由自己身材去定義」，高中時被選入排球校隊的她，身高173 公分、體重 50 公斤，標準運動型女孩的青春活力，老天爺賞飯吃的天生資質，大概從那時候起就自信心爆棚了吧！

　　青春期女孩會為了喜歡的男孩，想讓自己變得更瘦，高中時就吃過代餐，也曾經長達一個月三餐吃薏仁代替米飯，庭庭難得回憶起年少的自己，一邊笑著說「每個人都有『那些年，我們一起追的女孩』的故事啊」。

　　她減重成功之後，有緣遇上現在的老公，找到最速配的第二春，婚姻生活幸福美滿。正如初見她時，骨子裡有著傲人的自信，或許只是外型改變了，那樣的自信美隨著年齡與經歷而遞增。「我比較勇敢，不會安於現狀」，當時對庭庭這句話印象深刻，願意改變，機會就會留給準備好的人。

宋醫師處方箋

產後肥胖身材而導致前夫外遇，庭庭以前總認為電視才會這樣演出的情節，竟然會發生在自己真實生活。庭庭的際遇是現代兩性婚姻課題的一面借鏡，也就是婚後、產後的肥胖的確有可能影響夫妻關係、家庭經營，無論即將為人妻、為人母的女孩，別再成為別人眼中的黃臉婆，而是應該要愛自己，把自己體態維持最佳狀態，不只為了身體健康，生活更幸福美滿。

- ■ 死肥豬噁心不洗澡流汗很臭 - - - - - - - - - - - - - -
- ■ 從小被肥胖代名詞歧視霸凌 - - - - - - - - - - - - - -
- ■ 術後一年足足減掉一半體重 - - - - - - - - - - - - - -
- ■ 成為漂亮健康有自信的自己 - - - - - - - - - - - - - -

在這個看臉的時代，「胖」總是被貼上了很多標籤：「流汗很臭」、「沒洗澡」、「身體黑黑的」、「死肥豬」、「噁心」……等等。而在求學與求職的過程也容易遇到許多瓶頸，同儕的排擠、上司的不肯定，覺得胖的人做事能力、辦事效率都會比較差勁。

在妤馨為自己寫下的減重心路歷程裡，有一段讓人共感的文字記錄，「我身邊朋友問：『有這麼誇張嗎？我覺得妳在誇飾！』，不！我一點都沒誇飾，只是因為這些事不是發生在他們身上。」

身為胖子的這一路走來，就像赤腳踩在碎玻璃上走著，即便流滿了鮮血，也不會有人看見。妤馨眼神閃過一絲憐惜、一邊說著，「總會有人心疼妳的不容易，所以我很謝謝我的家人支持我動這個手術，雖然他們也會擔心動手術會不會有什麼不好的地方、後遺症之類的，但是比起這些，他們更希望我健健

康康的，不想看我一直被人指指點點的。」

從小胖到大的她坦言，自知太胖了，很久以來已經不敢量體重，對於體重何時灌破三位數也只能一臉尷尬的笑笑回應。或許想起自己是胖胖女，都是一些不堪回首的記憶，妤馨只想輕描淡寫地在自己生命中過場，像是小學五年級被同班同學在無名小站取笑「我們班 18 號體重 60 公斤」，也曾被家醫科醫師當面用言語羞辱吃太胖了。「我一直是鴕鳥心態逃避面對這些種種言語上的霸凌，自以為把自己保護在一個很安逸的生活裡」。

當初想要接受減重手術，妤馨坦言還有一個動機是因為一位素未謀面的朋友，當時有好感的對象，卻緊張害怕用自己真面目去相見，「我這樣子應該會嚇跑人家吧？所以我想要一個漂亮、健康、有自信的自己去見面」，對愛情憧憬的女孩，難掩嬌羞的表露渴望幸運之神的眷顧。

到現在術後一年了，妤馨減重幅度足足少了原有體重的一半，「我終於從一個被當成『異類』看的人，變成了一個普通但不平凡的人了」。走路變得很輕盈，運動比起以前更輕鬆，然後瞭解更多關於飲食的正確觀念。

「現在會讓我覺得是一個新的生命，擺脫過去的我自己，任何事情都不一樣」，以前很討厭逛街、逛夜市，因為知道任何衣服都穿不下，現在買衣服都不用再問有沒有更大的尺碼；以前去夜店都是一個人坐在包廂默默的喝酒，現在會被人搭訕；以前找工作投履歷常常連面試機會都沒有，瘦下來才剛換工作就順利應徵上了。聽她一直聊著「以前、現在」，彷彿旁人都能感受到她無比幸福的快樂，對未來充滿希望與期待。

她還跟我分享一句當初為了手術諮詢爬文時，看到一位也是做縮胃手術治療的人所寫下的句子，「胖不是一種過錯，但會讓你不斷的錯過。」直到現在，她仍時常會想起這句話，以此互相勉勵「大家都能給自己改變的勇氣，讓我們成為了更好的自己。」

宋醫師處方箋

因肥胖慘遭羞辱和霸凌，好馨在自己的成長過程中，一直是鴕鳥心態逃避現實的心理。好馨的遭遇或許是一個適當的提醒與正視，肥胖羞辱未曾消失過，甚至有研究顯示，肥胖羞辱等刻板印象，只會讓體重過重的人有三倍的機率繼續維持過重的體態，想想自己身

旁的過重朋友，應該用更寬容的心去看待、包容他們。

在減重的過程需要很多人支持，尤其家人是最重要的，家人的全力相挺絕對足以勝過醫師的諄諄叮嚀。

■ 因脊髓損傷骨質疏鬆和腳萎縮 --------------
■ 容易跌倒增加開放性骨折機會 --------------
■ 聽從醫師評估建議做減重手術 --------------
■ 變瘦變健康開啟人生的新契機 --------------

從一出生就注定一場磨難的人生，甜甜的爸媽為她取的名字裡，其中一個「忍」字就是要她可以「忍人所不能忍的」。聊起自己的過往，她總是很容易收不住情緒，淚水奪眶而出，然後又笑笑地自己化解尷尬的場面。

甜甜是脊髓損傷病友，四歲時便已無法自主行走，從她有記憶以來，從小就是坐輪椅長大的。八歲時父母離異，從此開始了她多舛的命運，彷如無根的浮萍，注定了一生漂泊，顛沛流離。住過寄養家庭，也曾被安置在少女中途之家，而

為了復健，也有幾年是輾轉養護中心，光是國小、國中轉學就念了七間學校，甜甜從小沒有兒時玩伴，唸書時也沒有知心好友，孤單是她成長過程最具體的形容。

聽她剖析自己被迫從小就養成個性上的獨立和堅強，18歲時再一次經歷脊椎側彎手術，通過大魔王關卡之後，她毅然興起一股強烈的決心，覺得自己會有一個新的人生，「我不想要一輩子老死在養護中心」，甜甜不顧家人反對，用實際行動與時間去證明她可以一個人在外面生活。

要不是三年前在租屋處跌倒，發生了嚴重的開放性骨折，這些年她早已習慣一個人自力更生的生活；也是因為那次意外，醫師建議她考慮減重手術評估看看，因為她的腳會萎縮，連帶使得 80 公斤體重的上半身很沈很重，加上她還有骨質疏鬆問題，跌倒情況有可能頻繁地一再發生。「我想透過這個減重手術，帶給我自己重生的機會」，即使生命中的磨難不曾稍停過，眼前的這個女孩宛如生命的鬥士，與其說惹人憐愛，或許是更佩服她帶給人的力量。

「每次聽到別人都說我很勇敢，也有很多人希望我去分享，但我其實一點都不勇敢」，甜甜臉上一抹勉強擠出來的微笑，看得出她內心裡的脆弱與孤單。從小就喜歡唱歌的她，

擁有一副天生的好歌喉，也是她療癒自己的心靈時光，但有些歌她卻絕口不唱，一問之下，她才說出心中的秘密，「就是梁文音唱的『我不是你想像那麼勇敢』、潘美辰那首『我想有個家』、還有紀曉君的『流浪記』」，歌詞裡唱盡了她坎坷的身世，只要每唱必哭，對她而言，要開口唱真的太難了。

親情、友情是甜甜從小渴望卻不可及的愛，談話的過程裡聊到心理學研究缺愛的孩子容易追求別人的認同、極度缺乏安全感，甜甜笑笑地承認自己全被說中了。結過婚、生了一個女兒，至少愛情談過了，家庭有過了，三十而立過後的她心態也轉變了，聽她平靜淡然地說著「真正的安全感是自己給的」。

畢竟風雨人生，不會事事都如己意，「我很珍惜現在的平凡，珍惜自己擁有的一切」，當過視訊主播的她，突然上起了戀愛學分，不要為了尋找安全感而去愛一個人，愛別人之前，要先愛自己。

宋醫師處方箋

甜甜是先天脊髓損傷患者，由於長期坐輪椅的人，大多數易有肥胖問題，而肥胖導致營養失調，加上缺乏運動，就會容易造成骨質疏鬆，且更易發生病態性骨折等情形。雖然甜甜自幼在如此艱困的環境中成長，生活上卻能非常獨立堅強，心態上也始終積極進取、勇於嘗試，就像一個正能量女孩。當我們佩服這些生命的鬥士的同時，也別忘了多多給予她們鼓勵與讚美。

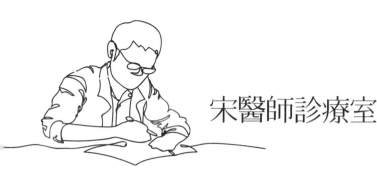

宋醫師診療室

減重手術後的過程，關於心理的陪伴，是我一直致力努力的一個方向，很多人對於減重手術往往有一種謬誤認知，以為一旦完成減重手術就會立刻看見成效，然而「減重手術其實只是一個手段」，完整的術後支持才是決定減重成功與否的最重要關鍵。

◀ 請同理自己內在的聲音 ▶

我們都知道要有同理心，但在許多案例諮詢中發現，對肥胖者而言，他們所感受到的同理心，卻不是感同身受，「因為你不是胖子」，這是他們內心裡的獨白。同樣的，大多數人在減重手術之前，排拒尋求心理諮商也在意料之中，「我不會找人聊聊，因為他們不是胖子，不會經歷這些被人嘲笑的言語霸凌，反正自己消化完，就笑笑又過了一天」。雖說「玻璃心」

程度因人而異，肥胖者卻常會聽到身邊親友說「想太多」。我總是一次次傾聽到他們自覺地接受「人以群分」的現實。

曾有術友對我說過，「胖子的悲傷就是永遠沒有生氣的權利，從小到大都要做開心果，不然會被別人認為怎麼那麼開不起玩笑」，有的人把自己當成「胖子界的林志玲」、「苗條的小象隊」，有的人自認為是靈活的胖子，這些看似樂觀的正向思考，某些時候讓人覺得是自我催眠，雖不至於活成了自我感覺良好，在我看來，他們愈是想要營造開朗自信的形象，愈是逃避面對真實的自己。

不可否認的，肥胖起因絕大多數都是吃來的，「控制不住嘴巴」，多數肥胖者也都心知肚明。「我會告訴自己不能再吃了，可是我好難過，就又卯起來吃」，「反正已經胖成這副德性了，想吃就吃了」，愈胖愈對「吃」產生強大的慾望，心理上更把「吃」當成一種自我療癒，在這個惡性循環中，終至失控的局面。

如果要對肥胖產生同理心，我想要說的是應該要更寬待那些「意志力不夠堅強」的人，畢竟大多數肥胖者本身或多或少都有一些減肥相關經驗，有些人求診又像是被在傷口上灑鹽一般，有的被自己的家醫科醫師說吃太胖，要靠自己努力從體質

改變，有的還是只能得到醫師建議節食吃少的處方箋，「這些我都知道，但我就是做不到，我就是沒辦法斷了那個想吃的念頭」，這是這些肥胖者的肺腑之言，當然也是我們試著感同身受同理心的第一步。

◀ 每天持續記錄、檢視日常飲食 ▶

我聽過術友曾分享她在減重手術當天，光是想到不能吃了，一度心生逃跑的念頭，彷彿內心歷經了天使和惡魔交戰之後，才讓自己下定決心。可以想見減重手術對肥胖者而言，是多麼既掙扎又矛盾的心情。

就像很多肥胖者在減重手術之前，趕快揪團聚餐，生日大餐、聖誕大餐各種聚餐理由都派上用場，我聽過術友說過最感動的一段話是，「與其讓我吃一頓生日大餐，不如我送給自己一份生日禮物，一個大餐與健康相比，健康當然是比較重要的」。我可以想像他們說的天使的聲音，那是發自內心覺醒要活得健康和找回自己的自信。

在病人心理諮詢過程中，發現很多術友在術後有段期間，進入所謂飲食習慣調整磨合期，內心的自我矛盾和衝突會加遽拉扯，也無法完全不在意身邊周遭聽起來刺耳的關心，這時候

如果沒有一個支持體系，一旦遇上減重的停滯期很容易感到挫折疲乏。

這也是個管師為何在醫療團隊扮演如此不可或缺的重要角色，我會建議在減重手術之後至少維持三個月日常飲食記錄，經由個管師與營養師追蹤與輔助之下，瞭解自己所吃下去的有沒有 NG 食物。其實大多數人自己每天飲食內容大同小異，但每個人的類型不一樣，這本記錄本就是專屬個人的參考書，一旦體重回升時，就把參考書拿出來，重新檢視自己的日常飲食。

◄ 學會吃得少、也吃得出幸福感的飲食方法 ►

一般人做完減重手術，需要花費很大的心力去適應，因為這是一個強迫性改善飲食習慣的方式，除了食物內容的階段進程，還包括了肥胖者以前最大的壞習慣就是吃得太快，咀嚼兩口就吞下去，不利於食物消化，短時間又會感覺到飢餓感。食物要細嚼慢嚥，聽起來像是理所當然的生活習慣，對減重術後的人而言，卻是不得不的身體指令。

術後只能吃得慢、吃得少，還不能去參加朋友大吃大喝的聚會，心情上也更容易感到失落孤單，最常見的例子應該就是喜宴辦桌上菜才兩、三道就吃不下了，對這些以前是大胃王的

人來說，難免會覺得特別懊惱沮喪。

雖然選擇減重手術是一種取捨，但只要用對的方法把失落感極小化，並不會因此失去生活的小小樂趣，以喜宴爲例，就是每道菜色都用一湯匙份量來品嚐，如此一來就能滿足自己的口腹之慾。術後常有許多微妙的心理變化，如何讓自己在生理、心理上取得平衡，才能眞正的全身心健康減重。

◀ 相信自己不孤單，因為減重路上我們同行 ▶

對肥胖者而言，減重手術猶如一道曙光，爲他們指引方向，但我認爲更重要的是，搭配術後的營養與照護，才能循序漸進，一個專業減重團隊能夠溫暖對待、正向鼓勵，從設定目標到評估目標達成率，並給予適當的建議，而不應僅停留在手術完成而已。

尤其針對一些需要個別關照的肥胖者，如有病態性骨折症狀的甜甜，長期坐輪椅引發肥胖，加上沒有運動導致骨質疏鬆等情形，肥胖患者普遍對鈣片與維他命 D 攝取缺乏，重量壓迫下更易骨折，這些都是體重數字以外的關懷與叮嚀。

許多肥胖者在減重這條路上，漫漫長路看似看不到盡頭般的沈重，往往有道不盡心酸和無助的過往，也概括承受來自家

人的壓力，除了醫療團隊給予的專業協助，家庭的支持在減重過程中，同樣有舉足輕重的力量。

因離婚喪志的庭庭，不捨父親為她憂愁掛心，雖然她當時正歷經一段破碎的婚姻，帶著剛出生不久的女兒，突然就成了單親媽媽。產後肥胖身材而導致前夫外遇，以前總以為電視才會這樣演的情節，竟然會發生在自己真實生活，直到這一刻她還是覺得荒謬又可笑。所幸在父親鼓勵下，庭庭接受減重手術，走出婚姻失敗的遺憾與自責，不再自縛於心的牢籠，主動發出想要對自己生活有所改變的訊號。

妤馨的父母心疼女兒胖到讓人在背後指指點點，三番兩次勸說她來接受減重手術，當她把自己的減重心路歷程寫成文章投稿時，父母不只是她的忠實讀者，也是最強而有力的加油團。

兩年前，甜甜坐著輪椅來尋求減重協助，先天的脊髓損傷殘疾是她生命中不可逆的宿命，但對她而言，減重這一回事卻是她能夠操之在己的目標，而母親總會全心全力支持她所做的決定。

甜甜 2019 年 9 月完成減重手術後，還特地開了一個臉書粉專「減重手術筆記本－站起來的勇氣」，而且像個小文青一樣，把減重飲食記錄當作手帳，完全沒有一般人減重過程苦不

堪言的心情調適，反而可以苦中作樂享受生活的樂趣。

「這個手術對我身體和心理方面都很重要，讓我覺得很有自信，以前胖到沒自信，拍照就要別人幫我修圖修得瘦一點，我現在很喜歡自拍」，減重手術帶來的改變不僅只有體重數字的變化，曾被精神科醫師判定重度憂鬱的她已經漸漸不再需要服用精神科藥物，甚至現在還進步到可以拿著助行器慢慢行走。

「減重路上，風雨同行」。醫療團隊與家庭支持都很重要，減重的過程若只感覺到孤單前行，單憑一己之力往往事倍功半。我們在臉書成立社團用意也在此，透過術友彼此之間的交流與分享，無論食譜或健身，從中看見別人減重有成的自信心，正因為感同身受，或同樣經歷霸凌的創傷而一起變得更好，也變得更有自信。

早期我治療一些超級肥胖患者，有一些減重的人感動開心到哭的場景至今仍令我印象深刻。對尋求減重的人要用同理心待之，鼓勵取代責難，我想建構一個專業減重醫療團隊就是給人安心與信任，也是我一路走來的初衷。

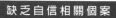

缺乏自信相關個案

遠離肥胖的自卑觀感
重新找回自信和自我

當「肥胖者」遇到「缺乏自信」時。

小時候胖不一定長大就會胖，但在小時候胖的過程，的確會造成很多問題，如外觀的自卑、求職的外表歧視等等，肥胖原因涉及層面甚廣，生理上、心理上、甚至社會環境演變使然，也有 20% 肥胖基因所導致的肥胖。

像這類肥胖病人要如何解決肥胖的觀感印象、找回自己建立自信，工作上、感情上可以過得更好！我們可以設想給予肥胖病人的減重陪跑過程與心理支持，透過軟性作為，藉由舉辦活動讓這些患者從以前的醜小鴨變成天鵝，讓他們可以更有自信，例如臉書社團成立，從一開始潛水不願意分享到能夠發布動態貼文侃侃而談，同質圈的感受更能突破心理障礙，逐步建立他們的自信，抑或徵稿、拍照的方式，讓他們從幕後走到幕前。自信也許不能帶來成功，但能給予他們接受挑戰的力量，擺脫肥胖的陰影。

- 壯碩魁梧挺拔的年輕男子漢 ------------------
- 抽血報告比六十歲老人還糟 ------------------
- 術後改頭換面變帥變得健康 ------------------
- 成為迷倒眾人的 Cosplay 玩家 ------------

身高有 179 公分的振義，初見時完全無法聯想他是 Cosplay 角色扮演玩家，化妝起來一雙嫵媚的丹鳳眼，加上一張清秀的臉龐，舉手投足完全讓人想不起角色背後的他，一個大學生氣質的工程師。

「你的抽血報告比 60 歲老人還糟糕」，當時年僅 24 歲的他聽到醫師這麼說，內心驚懼不已。「我被抽了 12 管血，發現內分泌系統大亂，根本是失控，而不是失調而已了」，一邊聽著報告，如果沒在短時間把體重減下來，就會併發糖尿病風險，當下他只記住了「需要立即性開刀」這短短一句話。

聽他聊起以前的自己，一邊笑說高中時長得又黑又壯，還留平頭，老師都叫他「吳孟達」，就算體重一直介於 90 公斤至 100 公斤，挺拔的身高倒也修飾不少，看上去是壯碩而不顯胖。但是在減重手術前三個月，體重卻異常爆衝增加超過 20 公斤，他也謹慎察覺到自己身體亮紅燈。

　　一直深受嗜睡症困擾，也令他苦不堪言。「我以為是以前出車禍，可能有腦部方面的創傷所引起的」，那時候加上肥胖，整個人動不動就覺得很疲累虛脫、精神不濟，甚至連公司主管都建議他要去做完整的身體檢查。

　　把自己比喻成一支智慧型手機，但電池是壞掉的，例如一個電池容量有 8 小時，卻用不到 3 小時就耗盡了，「因為我的生理機能大量消耗我的能量，使我身體提早就關機了」，即便意識是清醒的，他卻無法控制嗜睡的狀況，還因此曾經多次發生騎機車近乎睡著似的恍神，瞬間打冷顫才驚醒過來，否則差點撞到電線杆或騎進去水溝裡。

　　「那一年我 25 歲」，振義總是記得改變自己的這道時間軸線。對他而言，其實只是自己身體變得健康，但身邊周遭親友都覺得他改頭換面，術前術後是完全不一樣的一個人了。

　　想到以前對自己外貌沒自信，瘦下來就會選擇合身的穿搭，穿起潮服才讓人驚嘆他是標準的衣架子。「那時候也是因為老師建議我去玩 Cosplay，強迫自己去社交，面對鏡頭增加自信心，不然我常會想到自己身材缺陷而畏首畏尾」。

　　「比較大的挑戰是我瘦下來會 COS 女性化的角色」，最近剛以「三昧堂精工布袋戲 _ 櫻后」出場，頂著厚重的頭套，

畫上精緻的妝容，光看他造型著實為之驚艷。「因為動漫角色基本上都是高高瘦瘦的，我那時體重 90 公斤，外加魁梧的骨架，幾乎每次都被人說 COS 不像」，從扭扭捏捏放不開，到一顰一笑百媚生，他下足了苦功。雖然早已事過境遷，振義卻牢牢記得碩胖的體態在 COS 團隊中遭受的異樣眼光。

聽他說「大胖子有空間變瘦，小個子卻不可能再長高了」，直面別人挑釁，還能反將一軍，不失風趣又展現他的高 EQ。

宋醫師處方箋

誰說動漫 COS 不勵志！看看振義瘦下來可以嘗試更多挑戰，就連 Cosplay 女性化的角色都讓人雌雄難辨。怎樣都睡不飽？根據研究指出白日嗜睡的原因，與肥胖有關，肥胖的人在白天可能老是感到疲倦，在求學階段，會造成學習障礙，在成年後，會造成工作效率低落，容易出錯，甚至可能導致嚴重的安全問題。

- 年輕胖瘦自如好控制 ------------------------
- 孕後狂飆至 82 公斤 ------------------------
- 術後遠離三高說掰掰 ------------------------
- 保持 55 公斤好身材 ------------------------

「我從小胖到大，就是長輩最喜歡的肉的很可愛、有福相的小朋友」，筑音聊起從前，滿滿的愉悅之情溢於言表，小時候過年紅包都會多拿幾個，因為長輩看到都好喜歡捏捏她的小肉臉，誇讚她長得好福氣，而她也一直過著被人捧在手心上的無憂無慮人生，直到 20 歲。

那年大家瘋狂 online，筑音也沈迷在網路遊戲中。為了遊戲，為了隊友，她成了大家眼中的宅女，足不出戶，整天只待在房間中，一天只吃一餐，原本肉肉女竟在八個月之內，從 78 公斤瘦到 52 公斤，瘦成了竹竿身材。

這時候也開始交男朋友，一邊笑著說好幾個前任之後，幸福來得太快，幸福肥就一路跟著自己，體重逐漸往上飆升，甩也不甩掉，「大家都說我老公對我是真愛，因為這是他初識我的模樣」。「我的少女時代一點都不少女」，筑音用了這句話，總結了自己雙十年華的珍貴時光。

　　結婚、懷孕，又再一次經歷忽胖忽瘦的歷程，「我老公當時可是業務界的男神」，為了讓自己看起來匹配的上，筑音採取節食減肥與運動，餐餐三分飽為愛而瘦，真得讓她瘦到 55 公斤。

　　「後來我懷孕了，我老公說不要為了減肥那麼辛苦了」，女人懷孕是大事，加上有了老公的貼心體諒，她開始無所顧忌，想吃什麼儘量吃，每次產檢都被醫生警告胖太多要克制，體重更從 55 公斤胖到 79 公斤。

　　聽她描述在產房情節，連對話都還原現場一般，「我永遠忘不了，生完小孩隔天護士幫我量體重，我看到指針在 75 公斤時 ... 完全不敢置信」，當下還驚慌地詢問護理師「胎盤跟我兒子才 4 公斤嗎？！」，雖然現在回想起來只覺得好笑，但她一直以為生完小孩馬立馬就會掉了 8 公斤，因為女明星們都是這樣的呀！

　　坐完月子，親餵母奶，加上產假結束復職之後，業務工作壓力大，所有可以釀成肥胖的風暴完美成形，來到 8 字頭的體重數字自此一去不復返。

　　「我很慶幸自己只到 82 公斤就覺醒來做減重手術了，而不是在體重計數字上看到 90 公斤，甚至 100 公斤三位數。」

以前總是會有人對她說「幹嘛不運動、不生酮、不低醣」，她無奈的表示自己都試過，但效果不好，還因此影響心情，事後反而會報復性飲食。

術後一年減重到 55 公斤，加上身高 167 公分的修長比例，讓她不吝惜穿上短版上衣搭配包臀窄裙，展現自己玲瓏有致的好身材。「最重要的是我身體抽血指數的改變，以前數字都滿江紅，現在幾乎都變成正常值了」，曾是護理背景的筑音開心又認真地強調已經跟高血脂、高膽固醇、糖尿病前期說掰掰，也不用擔心自己隨時會中風，離開最親愛的家人了。

宋醫師處方箋

近來因疫情解封之後出現的報復性消費的現象，報復性飲食趨勢也明顯增加。報復性飲食，也就是「情緒性進食」，與壓力有絕對的關係。而這樣不正常的暴飲暴食並不能解決壓力，伴隨而來的反而是肥胖的產生原因，即使少吃也瘦不回來。所以我們還是要叮嚀，一旦發現自己因為壓力而有情緒性飲食的狀況時，最好還是尋求真正健康的運動去排解壓力。

- 靠吃逃避被霸凌的校園生活 - - - - - - - - - - - - - - -
- 讓體重像失速列車停不下來 - - - - - - - - - - - - - - -
- 以前胖到只能買男裝的衣服 - - - - - - - - - - - - - -
- 現在可開心穿下女孩小蓬裙 - - - - - - - - - - - - -

「老師，我今天生理期來，要跟你請假。」憶辰從教務處走出來，大大地鬆了一口氣，站在教室外的走廊上，望著前方操場一群過動兒的鼓譟聲，心裡想著總算又逃過一節體育課了。

我聽她形容最可怕的壘球課，還真是如臨現場，光想到十幾雙眼睛盯著她跑壘包，還沒站上打擊區，她就已經腿軟無力了。躲避球是叫一個 100 多公斤體型的人躲到哪去？妥妥的大目標不打白不打，還特別使勁的打，用力的嘲笑。

高中三年的體育課，她都「避」之唯恐不及，生理期藉口用完了，就再找其他理由，能逃就逃。只要有體育課的那一天，她只想趕快放學回家，看看媽媽煮了什麼好料，大吃一頓。

原本應該是豆蔻年華的青春期，卻被霸凌的記憶占去了大半篇幅。

　　憶辰有時會想，不是有人說「小時候胖不是胖」嗎？「我小時候胖，長大了還是胖」，連被比較的機會都沒有。「你瘦下來一定很好看」，這句話都已經聽過不下上千遍了。

　　「有一種幸福叫做能吃就是福」，曾經她一直對自己這樣說。小時候的她可以為了想喝牛奶，自己拿椅子墊高只為了拿到奶粉罐。長大後，「吃」對她還提供了一道發洩壓力的情緒出口。

　　雙人份的披薩，最好去吃到飽的餐廳，熬夜吃宵夜到天亮。渾然不知自己已經一步步邁向「大胃王」病態前進，80公斤還沒感覺什麼大不了，90公斤也不打緊，高中時真的站上破百的三位數記錄時，她總算驚駭到這種巨大的存在感了。只不過面對霸凌的校園生活，她只能靠吃來逃避，即便不覺得自暴自棄，破百的體重仍像失速列車一般，停不下來。

　　憶辰是一個天秤座女孩，大學同學還給她取了一個「漂釀」的綽號。165公分的身高，一張有著精緻五官的巴掌小臉，本該天生麗質的美麗條件，卻因為肥胖的身材而失焦，教人很難無視那堆擠出一層厚厚的雙下巴，還有明明絕佳頭身比例卻嚴重變形，看上去頭小身大、虎背熊腰的硬傷。

對自己「靠臉吃飯」也算有了覺悟，她把「自信全寫在臉上」貫徹到底，每一季度韓流明星帶起的彩妝流行填滿生活色彩，這讓她獲得極大的滿足感。大三時，她還積極爭取申請獲得半年到韓國交換學生的機會。只不過在滿街都是歐巴的首爾，她卻一如往常的過著宅女生活，一邊吃零食，一邊看影片。

以前的胖女孩只能在男裝部買衣服，後來乾脆都用網購，反正怎麼穿都只覺得自己胖，她索性完全不花心思在穿搭上。上一回走進服飾店是什麼時候呢？憶辰完全回想不起來。打開衣櫥，挑出一件杏色小蓬裙，素雅的白色小立領雪紡襯衫套上牛仔外套，這是她最新的戰利品，然後她還俏皮地告訴我，「這是我在女裝服飾店買的喔！」

宋醫師處方箋

小時候胖不是胖？事實上，20％的肥胖患者是因為遺傳導致，擁有肥胖基因的人肥胖的機率會比一般人增加 3 倍，但即使如此，只要保持健康的生活方式、飲食習慣，是能夠控制遺傳因素帶來的風險。

> 能吃就是福，這句諺語說起來並沒有錯。然而現代
> 人飲食富足，吃出富貴病的人愈來愈多了。我們還
> 是要強調均衡飲食，才能吃得健康、才能吃得更久。

- 天生運動員吃不胖的好身材 --------------------
- 不運動後體重破百胖了 20 年 ---------------
- 父母老公總叨念她虎背熊腰 --------------
- 為陪孩子長大減重找回健康 ------------

　　身高 171 公分，從小就是田徑隊，壓根兒從沒想過自己人生和肥胖扯得上邊。只不過，老天爺似乎真的給譯倢開了一個大玩笑，那個從小「靠勢」（註：自恃天生資質）的吃不胖女孩，變調的人生就從高中時急轉直下，沒有繼續練田徑之後，譯倢就這麼一路胖了 20 年，懷孕時更衝破三位數的體重記錄，一度讓她耿耿於懷。

　　譯倢在國小時就已長高到 170 公分，天生運動員資質讓她加入田徑隊，成了再自然不過的事。運動得多，相對的，

食量也大，她平時一餐可以吃完兩大碗公的滷肉白飯，又愛喝湯，澱粉、熱量來者不拒，甚至連睡覺前都要再扒一碗白飯，「那時候都可以一直維持在 59 公斤耶！」。眼前的她綻開大女孩的笑容，忘情地回味昔日美好的青春記憶。

「有一次和田徑隊學姐們出遊，同行的友人叫我『小胖子』，當時真的是愣住了」，凡事都有第一次，但第一次被叫「小胖子」，譯倢一臉苦笑自嘲，任誰都忘不了吧！小時候因為高挑的身材，國小被當成高中女生，常被人羨慕天生一副模特兒骨架，但當她是高中生時，反而被以為是 30 歲的年紀，愛漂亮的她才發覺，原來胖會讓自己看起來很老態。

從事美甲事業，身在美麗產業必然更為殘酷。譯倢因為身材體型緣故，一直以來都以寬鬆衣服為主，連孕婦裝都省下了，穿著顯不出時尚感，「客人一進門就先上下打量，因外表而否定妳的專業」，被人「以貌取人」，好比是剩下的選擇，雖不曾擊潰她堅強的自信堡壘，箇中酸楚往往總是如人飲水、冷暖自知。

「我就算遇到低潮也不會太久」，天性樂觀或許正是譯倢個性上可取之處。運動員手部與腿部最結實的肌肉線條變成贅肉，她拿自己當作負面教材，前男友說她胖得很可愛，

她也當成鼓勵很動聽，講話很實在。現在回想起來，也許過度樂觀使她沒有知所節制的壓力，愛拍照的她明明已經看起來像一個金剛芭比了。

　　其實她嘗試過幾次減肥方式，但都沒有一丁點成效，甚至誇張的形容自己連吸空氣也會胖，偶爾還要面對各式各樣的打擊接踵而來，像是爸爸會在她耳邊叨念早就叫她不要練田徑，老公也說過她虎背熊腰，這些話都讓她如鯁在喉，想起時內心就隱隱作痛。

　　然而真正使她帶著破釜沈舟的決心，以實際減重手術跨出這一步的，其實是她的寶貝兒子。「我兒子才四歲，我很擔心如果我一直這麼胖，追不到小孩，沒辦法陪他多久，也會擔憂肥胖伴隨而來的疾病」，前一秒還在和我聊起孕期多麼辛苦的她，彷彿整整九個月食不下嚥的煎熬瞬間煙消雲散，「為母則強」大概就是這麼一回事吧！

宋醫師處方箋

肥胖不僅會讓人顯老，肥胖更會讓你加速衰老。尤其身材胖瘦給人的視覺感受是不同的，看上去腰粗，明擺著說明人胖，體重超標，加上容易有肥胖併發症，顯得就老。肥胖是由內而外讓人加速老化的，所以肥胖不可不慎。據研究顯示，體重越重、壽命越短。

每個女孩心中都有一個美的夢想，當你想從事美的事業，卻會因為肥胖增加工作上的困難度。

- 愛吃管不住嘴易胖體質美食愛好者 - - - - - - - - - - -
- 總在變瘦後又走上復胖之路的輪迴 - - - - - - - - -
- 減重手術成功減掉一半的體重之後 - - - - - - - - - -
- 現在已往當時尚直播主的夢想邁進 - - - - - - - - - -

「很多人都說我長得像韓國明星『國民初戀』秀智」，Kate 走在首爾街頭，常常會被人搭訕，高顏值的長相讓她在

這個外貌至上主義的國度，特別的吃香，一臉俏皮表情的說「這是我人生到目前為止，擁有過最多稱讚的時候耶」。

性格樂天開朗的她，一來就展現話嘮本性，談到自己會來減重手術的動機，竟是家人頻頻督促她，覺得她太胖對身體不健康，「和我聊天就知道我其實是那種有自信的女生」，她對重量級體重還真是非常看得開。

「靠臉吃飯，說的就是我這種人吧」，因為天生擁有一張超小臉，明明 80 公斤的體重，卻被當成 50 公斤的偽裝術，Kate 一邊笑著強調自己沒有用美圖秀秀。只有曾經試圖利用飲食控制與健身雙管齊下，來為自己努力減輕體重，「我覺得我是一個在減肥過程沒有故事的人」，天然呆的表情讓她看起來十足討喜。

從小就是易胖體質，對零食誘惑完全抵抗不了，說到自己是吃貨還大言不慚。出國唸書前，還能把自己體重控制在 80 公斤，美國遊學這一年，PIZZA 狂吃，PARTY 狂歡，當然也寫下體重破百生涯記錄最高峰。大學畢業後的第一份工作則是兒童繪畫美術老師，每天晚上九點下班才吃飯，天天外食變成宵夜，僅僅半年體重就增加 10 公斤。

「我真得很容易變胖，只要隨便吃一些零食，體重就會

增加了」，身為美食愛好者，想要執行節食談何容易，Kate 驕傲地說自己曾經瘦下來 20 公斤，於是達標之後，立馬就會允許不要再這麼殘忍虐待自己，一旦覺得身體又有本錢可以吃了，復胖之路注定就是萬劫不復了。

　　在韓國語言學校畢業之後，Kate 計畫在韓國經營服飾網拍創業工作室。「那時候一邊唸書，一邊打工，就是 FB 或 IG 服飾品牌 model 直播拍照」，小碎花長洋裝帶來最新一季春裝的流行訊息，淺淺一笑像個甜妹溫柔可人，格紋大衣搭配牛仔褲，轉身一變又是幹練俐落的都會女子，看她輕輕鬆鬆駕馭各種時尚穿搭。

　　身高 163 公分的她，在減重手術之前為了滿足自己的口腹之慾，整整一個月放手一搏地吃出體重 120 公斤，減重術後的現在只有當時體重的 1/2，「我希望體重瘦到 5 字頭」。

　　即便有一張明星臉的長相超級上鏡，也對鏡頭語言表演非常熟練，但鏡頭前要看起來穠纖合度並不容易，不只拍攝角度影響胖瘦，利用妝髮修飾效果也有限，自己的身材得自己雕塑。「以後就是我自己上陣了，這是我的主場，當然一切都必須是最完美的表現」。談到自己的創業夢，她沒有一絲青澀、只有無比的雀躍。

宋醫師處方箋

外食的現象基本上是世界各地普遍存在的現代生活形態，據調查，臺灣外食人口不只早已破千萬，甚至有高達七成外食族三餐都是在外面解決。外食族容易變胖，若再加上不良飲食習慣，更會使你的身材變形加劇。但若不得不外食，最好把醫師的提醒牢牢記得，避免高油、高糖的加工食品，聰明選食一樣可以吃得均衡又健康。

看看 Kate 減重後，姣好身材在直播賣衣服時，更加遊刃有餘，外型亮麗也更有自信。

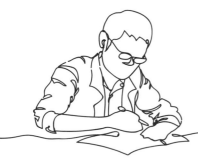

宋醫師診療室

「**明**明姐姐大我五歲，每次出門都要被人以為我是姐姐。」筑音這一席夾雜一絲埋怨的自我調侃，是許多肥胖患者似曾相識的生活經驗。因為肥胖容易顯得老態，有些人還不到中年，看起來卻像個大媽、大叔，而這僅僅只是他們聽過無以計數的形容之一。

以外觀而言，減重手術瘦身帶來的變化，肯定是最直觀的。很多人在減重手術之後，常常會為了別人一句讚美開心不已，更有甚者還會自信心爆棚，「40多歲大齡女子看起來像大學生一樣」、「妳樣子看不出來是三個孩子的媽」，長年受困在這副肥胖體態中，其實不難體會他們聽到這些話，一臉眉開眼笑掩飾不了，現在的他們要說「逆生長」，絕非溢美之詞。

◀ 肥胖就是一齣比悲傷更悲傷的故事 ▶

在這個手機人人自拍的時代，長相出眾還可以嘟臉拍，佯裝靠臉吃飯，否則肥胖的身材就是硬傷。「我和廟裡的龍龜合照，竟然是我比較大隻」、「我不知道我已經那麼魁梧，比其他小孩的爸爸還更大塊頭」，很多人聊起自己的照片都是這種慘不忍睹的回憶。雖不算正式統計過，肥胖的人有十之八九都不喜歡照相，如果不得不入鏡，也一定愈躲愈後面，巴不得整個人被擋住。

「窈窕淑女、君子好逑。」這個猶如約定俗成的普世價值，肥胖的人總會先入為主，卑微的把自己當作帥哥美女絕緣體。誰會不想看上去郎才女貌？！「你怎麼會喜歡這麼胖的女生！」這句話在肥胖患者的生活中，一直都是滿臉嫌惡的表情包。無論戀愛或婚姻關係中，來自另一半身旁親友的另眼相看，充滿了惡意與比較，往往更傷人。

有些人從小胖到大的人生，幾乎都擺脫不了肥胖的綽號，小胖、大摳呆、阿肥…，胖胖女被叫做恐龍，讓人感嘆真是赤裸裸對肥胖的歧視。青春期女孩該有的嬌俏可愛，總被男同學們拿來當作開玩笑的對象，「現在想想，那些霸凌應該就是我

求學、工作、甚至人際關係上，一直很沒有自信心的一個環節吧！」這些慘綠少年是一個個比悲傷更悲傷的故事。

「以前和同學相約出遊，如果只有一台車擠一擠的話，我都是讓同學坐我腿上」，「搭乘大眾運輸應該是少數會讓我盡量避免的事情吧」，無論是高鐵、火車或客運，常常會有胖子「對號入座」的多慮，像是覺得自己胖到連安全帶都扣不上了，還是相鄰座位的乘客會不會覺得太擠了，很多肥胖患者後來乾脆到哪都自己開車或騎機車了。一般人回憶肥胖的困擾，總會難免摻雜一些不快的記憶。

◀ 胖胖男胖女孩永遠都只能買最大的尺寸 ▶

每次問到肥胖帶來的困擾，這題 Q&A 裡幾乎大多數人都會有「買衣服」的回答，快問快答的直覺反應，彷彿是他們生命中不可承受之重。憶辰悶悶不樂地說，從小都要穿同齡最大號的，從國中開始就只能在男裝部買衣服；筑音也說自己以前不逛街，要嘛只逛美食街，絕不走進服飾店，討厭買衣服，「因為在我一踏進門的那一刻，店員就會給我一個『這裡沒有你的尺寸』的眼神」，女孩子衣櫃永遠少一件衣服，但胖女孩卻始終沒有挑三揀四的權利。

　　身為胖子的哀傷不只衣服款式選擇少，衣服價格也比一般標準尺碼貴，因為布料用的多，有些超大尺碼甚至要價三、四張千元大鈔才買得下來，除了龐大的伙食費，原來治裝費對肥胖的人也是一筆不小的開銷。有人告訴我，生完孩子一直穿著孕婦裝，只能安慰自己省下治裝費；看別人買快時尚品牌總會心生羨慕，以前網拍買衣服永遠只能穿大尺碼，還怕收到衣服會不能穿，現在直播隨便 +1 都能穿。

　　愛美購物當然不是女生們的專利，男生們對時尚追求也是不容小覷的藍海市場，只不過對胖胖男而言，就連百貨公司體育用品店也包容不了胖胖男的大尺碼運動服，胖子最好買的只有鞋子，但又胖到絕不敢買綁帶球鞋，光是想到頂著臃腫的游泳圈身材摸不到鞋帶的難堪，被人側目是多麼難受的窘態。

◀ 營養師與個管師協助術後建立正確飲食觀念 ▶

　　我一直強調，一個專業減重團隊的幫助，除了手術順利、後勤照顧，飲食教育在瘦身過程提供很大的助力。以筑音為例，她以前為了減肥，強迫自己只吃三分飽，也因為服用減肥藥而產生心悸不適反應，晚上亢奮導致睡眠品質極差。減重手術後，她對生活飲食有了極大改變，不僅在於食物營養實質性的吸

收，更重要的是健全的飲食觀念，重新建立新的飲食習慣。

　　減重手術帶來的影響，會使他們口慾下降，降低血液中的飢餓素濃度，而減低食慾達到減重效果，也就是現在食量等同於以前三分飽，只不過現在會有飽足感，以前就算明明吃飽，還會想吃其他食物。

　　「做了胃縮小手術，因為空間有限，會有一種想法，不要浪費我的空間，所以不會去吃讓自己很容易飽的食物，像是包子之類的」，他們現在會告訴我很珍惜自己吃進去的每一口食物，也會更加在意選擇精緻的食物，這是飲食觀念上一個非常正面積極的改變。

　　也因此營養師與個管師介入其飲食指導及解決其飲食問題，在其中居功厥偉。個管師持續追蹤與關懷，掌握減重術友生活上喜愛與偏食內容，營養師依照病人的適應性而給予飲食指導與方向，「不用擔心做完手術就沒人理你，都有營養師、個管師追蹤，讓我覺得很放心」，我想一個減重專業團隊的必要性即在於此。

◀醫療團隊陪著減重者努力，從此不再肥胖不用悲傷▶

　　一直以來，我對團隊的定位都是以減重的陪跑者自居，其

實減重手術只是初始的手段，後續照護相對更形重要，一個減重的過程必須要有人陪伴，採取正確的陪伴，術後飲食怎麼吃，如何達成階段性的減重目標，同樣也要有一個很好的教練跟在身邊，並適時給予鼓勵。

振義就是一個很好的例子，在術後不能吃快吃多的指導原則之下，相較一般人大約三至六個月適應期，他足足花了兩倍的時間，瘦下來的比例也比其他術友進度慢，術後一個月只瘦了 2 公斤，三個月後反而急遽瘦下來，看他的減重曲線就是宛如大地震的震波一般。這時候，個管師安定人心的特質就顯得格外重要。

以減重而言，飲食是相對重要的，透過營養師、個管師的衛教，讓他們知道健康食物是什麼，不但自己對食物知所警惕，家人跟著吃，也一起照顧身體更好更健康。所以我認為減重術友彼此在社團、LINE 群組互相鼓勵、監督，分享自己當天吃了什麼，這種類似團體治療的方式也發揮相當大潛移默化的功效。

就外觀而言，大多數女生對減重手術的疑問，也包括了手術所留下的傷疤，畢竟女生瘦下來就是為了穿漂亮衣服，而腹腔鏡手術也稱為微創手術，相較於傳統的手術方式，因為傷口

較小，病人比較不會疼痛，出血較少，也比較快復原，對接受減重手術患者而言，著實能減輕開刀的焦慮感。

減重手術患者只要瘦下來，原本因肥胖帶來的職場歧視不再是被人品頭論足的外表條件，在他們身上可說是工作表現立竿見影，為自己創造工作升遷機會，業務績效有了以貌取人的優勢，臉書上 Kate 已經是品牌服飾直播 model，舞台上振義是業餘 COSPLAY 角色扮演玩家，因外表改變而獲得工作上的成就感，在這個外貌至上的社會是一個殘酷卻不爭的事實。

就像筑音說的，「團隊的鼓勵，對她來說非常重要」。減重的過程，尤其不要和別人比較，而是檢視以前的自己做對照，不妨想想自己以前想要瘦下來 10 公斤，是費盡多大的心力，現在只需要自己一點點的堅持與飲食配合就可以做到，無論如何對自己一定要有自信。

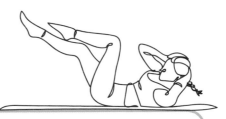

心臟衰竭相關個案

心臟無法有效把血液輸送出去 以維持身體及組織的代謝需求

當「肥胖者」遇到「心臟衰竭」時。

心臟衰竭又稱為鬱血性心衰竭，俗稱心臟無力，是指心臟功能衰竭低下，無法有效地把血液輸送出去，打出去的血液變少，無以維持身體及組織代謝需求。而心臟衰竭常見的症狀，包括呼吸困難、咳嗽、氣喘、胸悶胸痛、全身或四肢水腫、運動耐力變差、夜頻尿、容易疲倦及食慾不振等。

簡單來說，心臟衰竭的原因很多樣，除了心臟本身問題所導致，包括冠狀動脈疾病（含有心肌梗塞病史）、瓣膜性心臟疾病（風濕性或退化性心臟病）、各種不同類型心肌病變、高血壓、心律不整等，還有非心臟疾病引起的，如糖尿病、肥胖、代謝症候群、甲狀腺疾病、病毒感染、腎臟疾病、酒精或藥物濫用、嚴重的肺部疾病等，以及若長期營養不良，也會造成心臟功能變差。

- 每天狂嗑十碗飯 ------------------------------
- 每月菸酒檳榔花七萬 -------------------------
- 心衰竭昏迷 11 天 ---------------------------
- 減 82 公斤重獲健康 ------------------------

　　體重 162 公斤，身高 168 公分，幾乎逼近身高數字的體重，讓阿榮整個人看上去宛如放大版的哆啦 A 夢，飽滿的雙頰下巴胖到看不見脖子，超級肥胖的體態讓他搭不了飛機，就連搭火車也差點卡在門口。

　　六年前因為心衰竭昏迷 11 天，讓他嚇到來做了微創胃縮小手術，戒菸酒又搭配正確飲食，成功減重 82 公斤，體重足足減少了 1 ／ 2，不只擺脫以往常被人誤會的「愛睏」面容，臉部線條輪廓愈加立體鮮明，體力好，氣色佳，現在的他充滿自信。

　　聊起自己生涯的肥胖史，他說以前為了業務應酬，每天暴飲暴食，一天光是白飯就能吃掉十碗，另外光買菸酒檳榔的錢，每個月就要 7 萬元。年近半百的他想了想，出社會工作之後，一直這樣吃喝拼搏也不以為意，一邊調侃自己這副超級肥胖的負擔拖了十多年才告急，也算是福大命大。

　　超級大肚腩總會被人投以異樣眼光，說不在意是騙人的，但事實擺在眼前，就算在意也只能唾面自乾。「以前被說如果搭飛機，飛機會飛不起來，說我太胖50腰椅子塞不下去；搭火車椅子也太小，只能在上下車的階梯坐在那裡」，即便飛機上、火車上有座位可坐，光是想到怎麼通過走道，對他來說都已經是不可能的任務。

　　「我年輕時哪會在意體重、體態，不知不覺就越來越胖，我就都一直順其自然，胖到後來還找不到體重計可以量，只能去果菜市場用秤蔬果的磅秤」，別人說來可能尷尬的肥胖過往，業務口才便給的他倒是頗能幽自己一默。

　　「有一好，無兩好啦。」畢竟根本不在意肥胖的身材，阿榮笑說自己幾乎沒有花過什麼減肥的冤枉錢，但是大病一來就是當頭棒喝，差點要命了，六年前因為血脂肪嚴重壓迫心臟血管，導致心衰竭，他昏迷了長達 11 天，「這真的會嚇人的」，也讓他痛定思痛決心要減重，當機立斷接受胃縮手術。

　　經過減重手術之後，阿榮說自己真的是洗心革面、痛改前非，「我戒菸戒酒戒檳榔，全部戒光光了」，還有個管師循序漸進培養他正確的飲食與生活習慣，一年後就順利減掉 78 公斤，終於不再飽受肥胖的病痛折磨，看他大大方方站上

體重計，說自己「猶原是一尾活龍」。

宋醫師處方箋

阿榮 BMI 值高達 58，屬於超級肥胖病人，也因為過度肥胖導致急性心臟衰竭，喘到昏迷，在加護病房昏迷整整 11 天。需提醒的是，心臟衰竭會隨年齡增加更容易發生。在後續減重過程中，我們必須和心臟內科醫師團隊以及與營養師三方合作之下，個別從其心臟科藥物漸進減量，並給予飲食調整和營養建議。

- 一餐五十顆水餃抗壓 - - - - - - - - - - - - - - - - - - -
- 運動健將變心臟病患 - - - - - - - - - - - - - - - - - - -
- 減重並調整飲食作息 - - - - - - - - - - - - - - - - - - -
- 重回到大學時期體重 - - - - - - - - - - - - - - - - - - -

我長得人高馬大的阿祥，壓根兒沒想過「心衰竭」這種病症會和自己身體扯得上邊。身高 190 公分的他，總是人群中最

突出的人形立牌，身高的優勢更讓他從小就是運動健兒，雖不是念體育班，卻總是被體育老師指派臨時客串當選手，「國中的校際比賽常常不小心就拿第一了」，阿祥對自己與生俱來的運動細胞真的是自信滿滿。

雖然國中時期的阿祥早已是破百體重，但天生的四肢發達完全沒有受制於體重的負擔，手長腳長的他跑起來，就像獵豹一般爆發力十足，但凡學校運動會大隊接力，他都是主跑最重要的棒次。大學時期更被體育教官相中，把他當成練武奇才，「週一田徑隊、週二打棒球、週三橄欖球隊，各種球隊都要我去摻一腳，校運校際比賽，連拔河隊也有我」，聽得出來他真的很熱愛運動。

阿祥畢業於國防大學，分發到專業部門單位，不同於官校生畢業下部隊，也就不用比照部隊訓練操課，只不過就算天賦異稟的體格體能，仍免不了被日漸增加的體重消磨耗盡。「我大學畢業時大概才 120 公斤，但因忙於工作，疏於身材管理，三年之間就增加了 50 公斤」，因為吃飯時間不固定，食量又大，有時加班到晚上十點才下班，光是想像他一餐可以吃下 50 顆水餃，不難想像怎麼消化食物的問題了。

「我以前知道自己身體有問題的，真的只有脂肪肝而已。」阿祥對自己身體的自信，正好也是他誤判自己身體的盲點，一再強調自己從外觀上看不出有異樣，直觀上感受也是，令他詫異的是「抽血檢查的數值都偏高，而且超標非常多」。

回想當初掛急診的原因，只是因為在家裡跌倒撞到，肋骨位置附近有點抽筋，覺得自己胸口隱隱作痛。「照 X 光之後，醫生說我心臟肥大、肺水腫」，阿祥當下只覺得納悶自己一直都沒有不舒服的情形，但臉上表情盡是幸好及早發現的神態一邊說著，「那次打了兩、三劑利尿劑，讓我排很多水出來，光是那一天我身上就少了 3 公斤」。

被心臟科醫生提醒他水喝太多了，才想起自己之前在中醫門診都是被叮嚀多喝水，「我才意識這兩者是衝突的，我必須嘗試其他的減重方式」。阿祥對自己身體的大而化之，聽起來也教人啼笑皆非，「我的體重已經超過體重計上限了，所以已經很久沒量過體重了」，原來他不只被自己體重177公斤嚇到，BMI49 更比自己以為只有 23 的數值足足多出一倍。

壯碩的外型，運動型的體能，加上軍校的背景，曾經讓阿祥把自己當作鋼鐵人一般，無所不能，只不過這不是鐵打的身

體。減重手術之後，除了先前心律不整仍須定期回診，他也必須學習調適改變生活習慣，食量變得小，只能健走和慢跑，聽他笑說，瘦下來 50 公斤總算有點感覺了！

宋醫師處方箋

小心年紀輕輕就心臟衰竭！肥胖對於年輕人和早期心臟衰竭之間有著密切的關連性。以阿祥年僅 29 歲來說，對 30 至 50 歲青壯世代的這群人容易誤以為是工作忙碌所致，多數會延誤治療，經常喘到很厲害、甚至昏倒送醫才會確認發現。

以年輕人而言，若體重在短期突然增加 20-30 公斤，且身體呈水腫狀況，可能就是心臟衰竭的前兆，需立即尋求心臟內科醫師的協助。

雖然喝水是減重的不二法門，但心臟衰竭患者的心臟功能比正常人差，嚴謹的水分控制就是幫助心臟減少負擔，所以確診心臟衰竭的病人必須要確實遵守水分的控制。

- 以為感冒引發咳嗽呼吸困難 ------------------
- 其實是水腫造成的心臟衰竭 ------------------
- 排出二十公斤的身體積水後 ------------------
- 不僅瘦下來生活還安穩踏實 ------------------

「因為一直以為是感冒，光是一個月內就跑了四間診所」，阿信描述的情況大概就是急病亂投醫的最佳寫照。阿信有著 181 公分的高大體格，雖然也有重達 144 公斤體重，不過自恃年輕就是本錢，倒也從不曾想過自己身體會出什麼大亂子，咳嗽當作一般感冒再稀鬆平常不過。

整整咳嗽咳了一個月，還好來得及對症下藥。「我直到發病前才感覺自己咳嗽很奇怪，而且深咳狀況變得很嚴重」，半夜每隔一、兩個小時就會咳醒，連續很多天睡不好，甚至呼吸也出現不適，僅僅 200 公尺一小段路走路起來，好似跑百米衝刺，整個人上氣不接下氣，尤其走上兩層樓梯最明顯，需要很用力的呼吸，很喘到極度不舒服了。

「這期間，我還去了一趟日本京都旅遊。」想當然爾，整趟旅程體驗只能說是乏善可陳了。那趟旅行一直處在睡眠不足的狀態，連走路都意興闌珊，為了緩解當時自以為是感

冒咳嗽，乾脆在日本藥妝店購買當地成藥來服用。

　　後來才知道，其實當時那些不尋常的反應已經是水腫的前兆，因為身體積水，躺下來時就流往肺部，變成肺積水，才會容易引起咳嗽，也才一直沒辦法好好睡覺。

　　「那一個月真的是生不如死」，性格隨和的阿信難得說出如此強烈的用詞。由於是急性心衰竭，和一般慢性病日積月累有跡可尋的情形截然不同。「想像你剛吃飽飯，或許覺得肚子脹脹的，頂多半小時就好了，但我整天都感覺得到自己又腫又脹的」，那時候又以為自己是脹氣，不只沒食慾，坐也不是，站也不是，只要身體稍微一動就很難受。

　　幸好抽血報告及早發現腎臟的問題，再轉心臟科統一治療。聽他重述住院時的對話，彷彿電影裡閃回的畫面，「在心臟科住院第一天，護理師問我幾公斤？我回答 157 公斤。結果站上體重計，竟然是 167 公斤。我想我當下表情應該是超級傻眼吧！明明一個月前才量體重而已……。」

　　經過治療水腫排除之後，他順利回復到 144 公斤了。「這20 多公斤其實都是多出來的水」，就像在告解似的，阿信一邊說著現在想想，不只早就發現身上毛細孔排出類似膿的液體，而且每天一直喝水卻不常排尿，連異常的水腫都是媽媽

察覺的，真的對自己身體太輕忽了。

這次急性住院，他才瞭解呼吸困難、咳嗽、下肢水腫、食慾不振都是心衰竭症狀，「我目前還是要心臟持續追蹤定期回診，看到這裡的病友幾乎都是肥胖的人，所以才會下定決心要減重。」

瘦下來的他笑說，「現在體重 108 公斤，等於回到他高一的時候，還好身高沒縮水」，健康檢查下來也大致回復到 30 歲左右的身體狀態，雖然已經不能再享受打籃球的熱情，但換各角度想想，每天可以睡得安穩、活得踏實，健健康康就是最大的福報。

宋醫師處方箋

當出現不正常咳嗽時，有可能心臟衰竭發出的警訊，千萬不可大意。阿信咳嗽咳了一個月，常常感覺從胸腔發出的深咳，甚至半夜睡覺咳醒，像這種不正常咳嗽就是心臟衰竭的常見症狀之一。因為心臟衰竭會導致肺水腫，肺水腫之後的臨床表現就是不正常的咳嗽。

阿信出現下肢水腫嚴重的情形，也是因為心臟衰竭會導致腎臟排水困難，當腎臟的血液供給量變少，小便量也就跟著減少。而小便量減少代表體內多餘的水分無法排出，這時水分就會開始在體內堆積，坐著或站著，水就跑到下肢，出現腳背水腫，嚴重時，還有可能水腫到膝蓋甚至大腿。

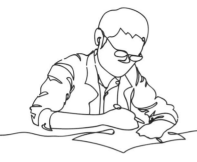

宋醫師診療室

「**減**重手術也許不會讓你無所不能，但不做減重手術，只會讓你事事不能。」這段話用在心臟衰竭的病人身上，在恰當不過了。因為急性心臟衰竭而來接受微創縮胃手術的阿榮，就是最佳佐證。

我和阿榮的第一次照面，是在加護病房，那時是被心臟內科醫師照會，他因為急性心臟衰竭，躺在加護病房裡，昏迷了 11 天，而當時體重 160 多公斤的他，若再不減重的話，心臟衰竭可能會急遽惡化下去。

阿榮是吊車老闆，說起話來就是大哥性格，工作之餘也要應酬，香菸不離身，和人拼酒來者不拒，也很會吃檳榔。在加護病房清醒之後，他氣若游絲地告訴我這些事。數十年下來，本來就不是鐵打的身體搞到更糟糕，對自己愈來愈臃腫的肥胖也束手無策，一次突發性的心臟衰竭發作就不堪一擊了。

倒不用我來諄諄勸導，阿榮自知僥倖逃過一劫，再也不敢大意，為了要根除肥胖所導致的心臟問題，他決定接受微創縮胃手術。術後一年回診時，阿榮體重足足減少了一半，減輕身體重量也等於減低了他心臟的負擔，心臟超音波診斷出來他的心臟恢復正常功能，也不會覺得呼吸不順、喘不過來的狀況了。

◀ 減重手術提供超級肥胖者最好的治療效益 ▶

阿榮在減重手術前的 BMI 高達 58 kg/m2，非常接近肥胖的 BMI 分級指標最高的超級超級肥胖等級。根據過去許多對於重度肥胖與超級肥胖的慢性疾病盛行率統計，BMI>30kg/m2，高血壓的患病率為 42.5%，是標準體重的 3 倍，BMI>35kg/m2合併高血壓的患者，因為心臟血管疾病 CVD 的死亡率是標準體重的 2 倍，BMI>40kg/m2，罹患末期腎臟疾病 ESRD 的危險值是標準體重的 7.07 倍。

我們來看看減重手術治療超級肥胖的長期臨床效益，目前減重手術較大規模的研究顯示，瑞典一個 4047 名肥胖患者分別作為手術與非手術的隨機對照研究，在追蹤 10 年後，死亡率比對照組下降 33%，追蹤 15 年後，減重使患者可以維持減

輕 20% 以上的體重，在追蹤 20 年後，可以降低心臟血管疾病的發生率。而針對超級肥胖 BMI>50kg/m2 患者的臨床效益，在手術治療 2 年後，過量體重減少比例（EWL%）可高達七成，平均慢性疾病的緩解率爲高血壓 26.0%、第二型糖尿病 44.0%、睡眠呼吸中止症 38.0%。

◀正確飲食和適當運動超級肥胖者也可重回健康▶

50 多歲的阿榮、30 多歲的阿信、20 多歲的阿祥，雖然心臟衰竭會隨年齡增加更容易發生，也是老年人較常見的症狀，但心臟衰竭發生在年輕人身上，宛如突如其來的噩耗，事實上是不宜輕忽大意的。年輕人心臟衰竭，通常不是由心臟病發作引起的，而是由於其他心臟問題，如基因異常，但生活習慣不良、過度飲酒、感染、長期高血壓未控制、糖尿病，也都會導致年紀輕輕就有心臟衰竭的現象。

針對心臟衰竭的肥胖病人在後續減重過程中，我們必須和心臟內科醫師團隊以及與營養師三方合作之下，基於心臟科藥物須循序漸進減量，不能大幅度縮減，營養師依據病人所服用的心臟藥物，給予飲食調整與營養建議，及對其水分攝取嚴格控管。由於心臟衰竭嚴重會有生命的風險，病人必須要定時追

蹤與控制，減重手術之後，我會希望他們每年都能定期回來看
看檢查報告及營養狀況。

除了減重術後的飲食營養，一般而言，病人在術後三至六
個月可以減掉原體重 25％ 至 30％，經由心臟內科醫師評估病
人心臟功能獲得改善的情況下，我會建議開始加入適當運動，
但也要提醒的是，心臟衰竭就是心臟比較無力，不能再增加心
肺功能，所以必須避免一些劇烈運動，像是阿信、阿祥雖然原
本是運動健將，現在的他們打籃球、橄欖球都會增加心臟負擔，
對運動類型一定要有所選擇。

阿榮也是在他的心臟內科醫師評估之後，從一開始降低他
的心臟負擔，初期讓他的心臟可以獲得充分休息，當他減重術
後瘦下來時，慢慢加入適當運動的建議。阿榮從快走到慢跑，
宛如嬰兒學步般，看到他進步到慢跑操場 10 圈，真得應驗了
那句「天下無難事，只怕有『心』人」。

當我們為阿榮建立術後飲食營養與運動習慣，他都可以確
實配合，才能創造雙方共贏的局面。我常說，病人也是團隊的
一員，並不是醫療團隊而已，如果自己不努力，光靠醫療團隊
是不行的。

　　連阿榮自己都不敢相信，曾經有過心臟衰竭拖累的身體，竟然能夠完全恢復正常，而且沒有復胖、沒有復發，術後六年下來一直持續保持健康狀態。「即便心臟衰竭，也不要以為手術無法治療或改善，只要度過危險期、急性期，還是可以考慮藉由減重手術來治療自己的慢性疾病。」這是阿榮用他自己的「心」路歷程，突破重重難關，走過生死交關，帶來正面的啟示。阿榮每一次回診，我都為他重新找回健康而開心，也感謝他為自己健康而認真努力。

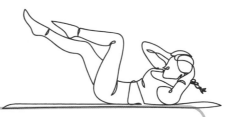

睡眠呼吸相關個案

因呼吸道阻塞 睡眠品質不佳

當「肥胖者」遇到「睡眠呼吸」問題時。

睡眠呼吸中止症分成中樞型與阻塞型兩種，中樞型僅占 10％，多發生在腦部創傷等等的病人，其餘大部份 90％ 都是阻塞型的，因為呼吸道阻塞而產生的狀況，常見表現症狀，如嗜睡、注意力不集中等等。

若有睡眠呼吸困擾的患者，建議在睡眠中心睡一晚，藉由多頻道睡眠紀錄儀分析整晚睡眠，配合腦波心電圖、呼吸氣流、肌電圖和胸腹呼吸帶之變化等檢查。這類患者若能成功減重，睡眠呼吸中止症狀會減輕許多。

一旦經檢測為重度睡眠呼吸中止症，減重手術之後仍會建議患者短期內配戴正壓呼吸器，通常三個月後即能脫離正壓呼吸器；為慎重起見，三個月後最好再去睡眠中心做一次檢測。倘若已經成功減重，仍舊發生睡眠呼吸中止的情形，那麼就要進一步考慮是否還有身體結構上的問題，例如扁桃腺太肥厚、軟顎鬆垮、懸雍垂過長、鼻中膈彎曲等等，再由耳鼻喉科排除患者的呼吸障礙、氣道通暢等治療。

- 睡眠呼吸中止症晚上睡不好白天沒精神 - - - - - - -
- 上班精神狀況差還嚴重影響到工作安全 - - - - - - -
- 術後飲食習慣變好食量變小運動量變大 - - - - - - -
- 工作效率好氣色好健康好家庭關係變好 - - - - - - -

　　第一次看到鴻曜時，一身超過 200 公斤的超級肥胖身形，難以想像的是，這竟然曾是他用來武裝保護自己的方式。「浪子回頭金不換」，浪蕩成性的青年，能回心轉意、改邪歸正，說的也是鴻曜的人生故事。

　　從小缺乏家人照顧的鴻曜，三餐常以白飯搭配罐頭裹腹，雖然自小習慣於獨立自主，但同樣的也養成非常不良的飲食習慣，從國小四年級一路胖到長大，升上高中時已經重達 150 公斤了，在那個血氣方剛的年紀裡，壯碩的體型讓他不怕人挑釁，也把自己隱藏在這一副極度不自信的軀殼下。

　　高中沒畢業就出社會工作，由於體型關係，鴻曜選擇先考駕照開大卡車維生，「我這麼胖，開車只要坐著比較輕鬆」，只不過長期深受睡眠呼吸中止症困擾的他，在一次開車打瞌睡發生嚴重撞車之後，再也不敢掉以輕心了。「那次就嚇到了，也是唯一一次」，後來每當感覺疲累，他就把車停在路邊睡覺，

所以送貨常常遲到，兩年前也因為體重帶來工作上的不便而被老闆解雇。

　　「我之前就是晚上睡覺但都睡不飽，都要坐著睡，因為躺著睡沒辦法呼吸，連我媽媽看到都嚇一跳。」相較一般人在意肥胖的外表體態，鴻曜最想解決的卻是肥胖所引起睡眠呼吸中止症，「晚上睡覺時，打呼嚴重影響我的睡眠，早上起床只會感覺自己沒睡飽，整個人精神狀況很差，上班上得我很痛苦」，聽他委靡的語調，一臉提不起勁的神態，完全感覺不到他才 20 出頭年華正茂的年紀。

　　在決定接受減重手術之前，鴻曜說自己其實已經嘗試很多坊間的減重方法，無論運動、保健食品等等，成效有限，每一次失敗都會令他感到很沮喪。「減肥這條路好孤單無力，我想，如果自己做不好，不如找一群人陪著我跑，希望藉由專業醫學來徹底解決我的煩惱。」

　　交出了一年瘦了 100 公斤的成績單，鴻曜可說是減重的模範生。「我記得第一次在門診測量體重，當時要測量腰臀圍，結果測量到一半時，發現皮尺竟然不夠長」，愛面子的他簡直只有無地自容可以形容當下的心情，那時候只想找個洞鑽進去躲起來。

「術後一個月回診，我發現皮尺長度竟然剛剛好了！體重也從術前 207 公斤下降至 183 公斤，看到數字的變化，心想變成劉德華的目標不遠了！」雖然鴻曜筆記裡記錄的減重過程詼諧十足，但他配合執行達到減重目標，絕對是正經又認真。

聽他聊起術前原本一餐要吃好幾斤的肉，術後食量變少，不只改變以前飲食壞習慣，並開始慢慢嘗試重量訓練，健身有效避免急遽減重導致的皮膚鬆垮情形，還能增加肌肉量，讓他整個人看上去健壯結實，好氣色好陽光。

想起自己的少不更事，回首自己減重這條路，鴻曜臉上硬朗的輪廓瞬時有了一抹溫柔的線條，不擅於把愛宣之於口的他輕聲細語地說著，「我很謝謝身邊的兩位女性，一位是我阿母、一位是我阿姐，是她們給我勇氣、給我鼓勵」。

宋醫師處方箋

根據教育部有關臺灣兒童及青少年體重過重與肥胖問題之綜合評鑑，可以明顯察覺兒童及青少年體重逐漸上升的趨勢嚴重。然而很多人容易忽略的是，青少年肥胖會影響人際關係，就像鴻曜一度迷失而誤入歧途

的浪子人生，歸根究底就是因為極度不自信，所以我們真的需要呼籲提醒父母不要把孩子養成肥胖，尤其在青春期孩子身上的心理創傷，知微見著，青少年行為偏差不可不慎。

嚴重的睡眠呼吸中止症不能平躺，只能端坐呼吸睡覺，這樣長時間下來也沒有辦法得到充分的休息，無論工作、生活一定會造成非常不良影響。

- 原本是職棒選手的精實身材 ------------------
- 因肥胖引起睡眠呼吸中止症 ------------------
- 導致睡不飽打瞌睡造成車禍 ------------------
- 減重後變瘦變健康一夜好眠 ------------------

「是我太太勸我來做減重手術的」，不擅言詞的阿博才一開口就不拐彎抹角，坐在他身邊的太太不動聲色地瞟了他一眼，僅僅使一個眼色就看得出是一對歡喜冤家。

光是坐著對話的幾分鐘，阿博說話時的喘息聲已經大到讓人察覺健康問題的嚴重性。不僅如此，阿博的睡眠困擾還連帶

拖累了枕邊人，「我一定要比他早睡，不然我會因為他的打鼾聲而沒辦法睡覺，整把火上來，真的會想要把他打醒」，阿博話還沒說完，太太已經等不及搭腔插話了。

因為肥胖引起的睡眠呼吸中止症，阿博可說是經歷多次血淋淋的教訓，之前是開卡車工作的他，曾在開車時一邊嚼檳榔嚼著嚼著就睡著了，雖沒有發生撞人的事故，是不幸中的大幸，「有次大卡車撞毀很嚴重，光是修車就花了超多錢的」，即使小車禍也零星不斷，修車費加下來也是很可觀的。

痛定思痛想要解決自己的睡眠困擾，阿博為此特地去醫院做檢測，才知道自己已經屬於重度睡眠呼吸中止症，醫生甚至建議他戴上呼吸器，作為輔助他睡著時避免發生缺氧的狀況。只不過他戴不住這種設備，和從前一樣依然故我。

聊起家中的大胃王，太太又忍不住發牢騷多說了幾句，「我認識他時，他大概才 80 公斤，那時候是又瘦又精實的」。阿博的飲食習慣是一定要有吃飽的感覺，他的字典裡面絕對沒有幾分飽的選項，所以他以前一餐要吃兩個便當，在家煮泡麵一次就要四包份量。人家說胃口養大了，大概就是在形容阿博這樣的大胃王吧！

五年前，阿博體重飆破 100 公斤，還一度重達 122 公斤，

雖然沒有想過減肥的心思，但在太太督促下，倒是曾經向營養師諮詢求教過，「但他沒辦法配合，對於要讓食量變小就是要吃少，他一直接受不了。」這時阿博只好恬恬呷三碗公，只管老婆大人說了算。

阿博在決定減重手術前兩年，睡眠呼吸中止症情形特別嚴重，整個人看起來就是很沒有精神，「我一天睡眠時間很長，但卻讓我覺得怎麼都睡不飽，而且只要有飽足感就想打瞌睡，真的很困擾」，也因為嗜睡變得很懶散，什麼事都不想做、也不愛出門。

因為減重手術而根除睡眠呼吸中止症，通常是枕邊人感受最深刻。「以前他只要坐著兩秒就會睡著了，想和他講事情，根本還來不及聽到我說什麼，連對牛彈琴都比他好」，阿博被太太說得一臉憨笑。雖然老婆大人一直佯裝抱怨他現在有時間拌嘴了，對另一半的關心和欣慰其實早已溢於言表。

短短四年從瘦到胖又回到瘦，阿博的人生肥胖史也算是高潮迭起了。令人詫異的是，原來阿博以前曾是職棒二軍投手，如同一般對運動員先入為主的認知，運動員都吃很多、但也運動量很大，甚至球隊還有跑山訓練。「很多人不當運

動員之後，就開始胖起來」，阿博身邊的例子真的多不勝枚舉了。

　　瘦下來的阿博每天都會站上體重計，看看自己有沒有維持住目標體重，太太至少不用擔憂害怕心血管疾病、腦中風、睡眠中猝死等等併發症。「老婆說的話都是對的」，阿博一臉腼腆說出樸實而動人一句話，聽起人真是勝過所有的花言巧語。

宋醫師處方箋

運動員退役就容易胖變、身材就發福的例子屢見不鮮。因為運動員退役之後，往往少了訓練，食量依舊不變，所以常有退役後的運動員身形逐漸失控，嚴重變形。

正壓呼吸器雖是治療睡眠呼吸中止症的利器，但並不是每個患者都能接受適應，若需出差旅行的人，還會占掉兩、三公斤行李箱重量。當你因為肥胖而罹患睡眠呼吸中止症，但又沒辦法接受配戴正壓呼吸器的治療時，也許減重手術是另一條路。

- 吃到飽夜遊宵夜百都無禁忌 - - - - - - - - - - - - -
- 工作壓力就全靠美食來紓壓 - - - - - - - - - - - - -
- 選擇自認最科學的減重手術 - - - - - - - - - - - - -
- 職場表現和異性緣都超滿分 - - - - - - - - - - - - -

　　Shu 是一個自來熟的人，這是第一次見到他的印象，相處起來非常自然，僅僅是一次短暫的聊天也和人打成一片。他談吐大方，完全沒有因為超級肥胖的外型而扭捏作態。

　　「套句鄉民說的，人帥真好，人醜就是性騷擾」，這句從 Shu 口中說出的幽默感裡，聽起來倒是有幾分自憐無奈的自嘲。升上大學之後，Shu 體重迅速增加，大學生最愛相約去吃到飽，三天兩頭夜遊、宵夜也不少，人緣超好的他更是天生的熱場玩家。年輕就是本錢，一路從大學到研究所多年揮霍下來，破百的體重與日俱增，而已經養大的胃口，也跟著回不去了。

　　重量級身材就跟羅馬一樣，不會是一天造成的。比起一般人愛吃美食的慾望，Shu 反而是屬於壓力型，尤其念研究所時期與工作之後，他胖得更快，無論是寫論文或工作忙碌時，他都是靠吃來抒解壓力。

　　愛運動的他，其實比一般肥胖的人幸運多了，以前打籃球、跑步、游泳，大學在系上棒球隊打球，就算體重太重，不適合高強度運動，他就改騎自行車，雖然肥胖但壯碩，160多公斤體重看上去也不像胖成米其林，而且還沒有超標的疾病相關徵兆。每每聽到別人千方百計的各種減肥方式，「我連一次減肥經驗也沒有」，聽他笑著說理工腦就是很重視科學，更別說嘗試一些減肥偏方了。

　　Shu 為了減重，第一次就是直接找上減重門診，他的目的來得更為純粹，就是想要解決體重過重的問題。即便從小到大都有好人緣，卻不等同於擁有一樣好的異性緣，「交女朋友是很現實的」，Shu 說。

　　一次次經歷失戀的他，對於維持戀愛感受特別煎熬，每次分手原因幾乎都和自己身材有所關連；尤其以結婚為前提的交往對象，這樣超級肥胖的身體條件難免會成為女友擔憂未來的不確定因素，連對方家長都反對，只能一次次學會放手，不要浪費時間在彼此身上。只要談到感情上的挫敗，Shu 臉上堆滿了失落感。

　　不只感情困擾許久，面對職場上的不公平待遇也屢見不鮮，sShu 數度錯失專案主持的工作機會，多多少少是肥胖體

態印象所致，也因為有自知之明，他工作負責，凡事全力以赴，別人做到 60 分，他一定要求自己 120 分才行，「長得帥、長得漂亮就有相對程度可任性的空間」，職場上的外表歧視絕對存在，且很容易讓有能力的人心態崩了，就在他一句「說多了都是淚」，把這份淡淡的哀愁一笑而過。

果不其然，Shu 在工作上強大的執行力，轉換到減重的自主管理上，同樣展現超高效率。現在的他體重足足減少了一半，不只體重回到高中時期的標準體格，少了油膩感，整個人連樣貌都回春了，簡直是逆生長。「人帥真好」，Shu 總算不必再戲謔自己了。

宋醫師處方箋

Shu 是典型的壓力型肥胖。什麼是壓力型肥胖？簡單來說就是因為自律神經失調，無法調節食慾的中樞神經，才會不斷進食。那麼造成壓力的原因每個人都不盡相同，有可能是工作壓力等等，生活不規律、因工作或人際關係備受困擾、過度減肥都屬於高危險族群。

罹患睡眠呼吸中止症對生活潛在的影響，就像 Shu 因晚間睡眠品質不佳，白天精神不濟導致工作不順、遭遇情感打擊，看似毫無相關，實際上卻是有跡可尋。

- 過度肥胖罹患睡眠呼吸中止症 --------------
- 開車秒睡糖尿病哮喘接踵而來 --------------
- 一天吃 7 餐飯後吞 40 多粒藥丸 --------------
- 減重成功只有滿滿幸福沒有肥 --------------

「我之前只要開車出門，我老婆就得坐在我旁邊」，潘洋振一說起開車開到打瞌睡的經驗，想起來還是會覺得心驚膽跳。家裡小女兒出生之後，當時 38 歲的他就開始發福起來，也從那時起慢慢併發成重度的睡眠呼吸中止症。

聽他描述自己「打瞌睡」，真當作搞笑電影一般。老家在屏東潮州種香蕉、鳳梨，他開口閉口聊的都是「作實人」，只要在田裡工作，靠在榕樹下乘涼一下就會睡著，後來就會害怕自己在果樹上吹吹涼風就打起瞌睡，不知不覺就從果樹

上摔下來。

　　最危險的應該是開車的時候，好幾次停在路邊想要休息片刻，結果完全沒意識到檔桿還在 D 檔位置就睡著了，小發財車就一路滑行掉進水溝裡，有次撞上電線杆才醒過來，心裡還犯哆嗦，想說怎麼又撞上了，「後來還有一次我開車睡著，連手都放開了，把我老婆嚇得趕快把方向盤轉回來」，他才一說完就忍不住哈哈大笑。

　　肥胖帶來的痛苦，潘洋振更是一股腦兒發起牢騷。「我很愛吃白飯，只要白飯配豆腐乳就可以吃得很多，很多人沒辦法想像我光是一餐吃白飯就可以吃到 1.2 公斤這麼多，而且一餐不用吃 10 分鐘的時間，算下來，我一天平均要吃六、七餐，甚至半夜沒有墊墊肚子的話，如果沒吃到六、七分飽的感覺就睡不著，還會一直流眼淚」。

　　也因為肥胖的關係，身體併發症都隨之而來，糖尿病、哮喘等等都無一倖免，「我都說別人沒有的，我有；別人有的，我也有」，光想起每天每餐飯後都要吞下 40 多粒藥丸，就讓他叫苦連天，也日積月累改變了他的體質，身體代謝變得很差。

　　「我之前去榮總檢測，睡了一晚，醫生說我整晚只有睡

半小時，其他時間一直在說話（夢囈）」，潘洋振想到自己體重過重很是懊惱，還一邊笑說，人生已經半百年紀，才決定動手術，「連我老婆都說死馬當活馬醫，不然能怎麼辦，而且已經愈來愈嚴重」。

「阮庄腳人攏共：出門邁乎郎看輕啦」，講起話來鄉土味十足的潘洋振，笑說他體重最重時有 160 公斤，可說是庄頭數一數二的噸位，被人叫「大摳ㄟ」算是一種美言稱讚，老人家都說「有噸位的人看起來卡有班（註：架勢），喊人嘛卡有氣勢啦」。

聽他聊起減重手術而帶來的趣事，簡直是笑話一籮筐，開玩笑時更是百無禁忌。由於減重手術初期要吃較軟質的食物，只能吃飯湯、鹹粥的他總是大大方方地說自己吃軟飯，也因為家裡一直有牛奶味，不明就裡的鄰居還一副八卦模樣來探問「你家還有囝仔（註：小嬰兒）？」

減重手術一年後，他的體重從 158 公斤足足減重到 83 公斤，看上去體態完全變了一個人，又想到最滑稽的是，有次接到朋友電話，跟他說看到他老婆在田裡跟一個又瘦又高的人在一起，「是不是在討客兄？！」還好意叫他趕快去堵人，

讓他啼笑皆非。

「我現在的體格就是我剛認識我老婆的樣子。」妙語如珠的他一邊說著，「以前我是幸福肥，現在是只有幸福、沒有肥」。

宋醫師處方箋

睡眠呼吸中止症嚴重時，常常會出現注意力不集中，甚至是在開車時睡著還可能發生車禍。

務農體力消耗大，那麼減重術後消風就會沒力氣嗎？其實只要遵照術後營養守則少量多餐，還是可以維持每天所需要的熱量，就像潘洋振在田裡工作更靈活，也不用像以前一樣要連吃奶的力氣都使出來了。

若在飲食方面比較著重「米飯」的人，因減重仍須與減醣合併，對於現在是想要減肥的人，主食卻是米飯、麵食等澱粉類，就得要叮嚀注意飲食調整。

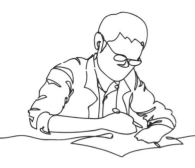

宋醫師診療室

「我們終於可以在電影院，把一部電影看完了。」說出這句話的當下，阿博夫妻倆臉上不約而同地流露出一抹靦腆的笑容。對於平常人很難想像的生活情節，但對有睡眠呼吸中止症的人而言，打瞌睡、打呼聲卻是無處安放的尷尬窘態，「因為他在電影院才一會兒就睡著打呼了，因為他搭高鐵才一就坐就睡著打呼了」，一句句「因為」的背後是阿博太太尷尬又心疼的複雜情緒。影廳裡鼾聲雷動打擾別人的觀影品質，高鐵車廂裡比小孩吵鬧讓人更難耐的打呼聲，無論夫妻伴侶、家人朋友，身邊的人總是最難堪的。

◀ 不只怕睡死，還擔心出車禍 ▶

很多人不認為睡眠呼吸中止症是一種疾病，也不認為打呼

是一件很痛苦的感受。然而實際上，肥胖的人有高達80％比例深受睡眠呼吸的困擾，而他們最常見的共通點在於往往覺得睡眠時間很長、卻一直睡不飽，嚴重干擾生活日常作息，尤其重度的睡眠呼吸中止症還有可能一睡不醒。

睡眠呼吸障礙有多惱人？有的人無法平躺、必須坐著睡覺，有的人睡了一整晚、卻不間斷的囈語，幾乎沒有深層睡眠狀態，更甚者是被建議配戴正壓呼吸器給予外力協助，以維持正常的呼吸與睡眠。「很怕他睡死了」，鴻曜的媽媽、Shu 的爸爸、阿博的太太都經歷過這種提心吊膽的日子。

鴻曜、阿博、潘洋振都曾在開車打瞌睡而發生撞車事故，當事人對此心有餘悸可想而知，而從他們的例子可得知，罹患睡眠呼吸中止症的人不能做無趣的事，阿博為了開貨車提神而一路嚼檳榔，鴻曜寧可送貨遲到也要先停在路邊睡覺，想想看如果省道上沒有紅綠燈，不用換檔，一直維持同樣姿勢，一旦「秒睡」是多麼危險的情況。

睡眠呼吸障礙不只造成日常生活作息，危及生命安全，很多人沒想過的是對人際關係產生牽連甚廣的負面影響，在職場上更是動輒得咎，工作上得不到成就感，而愈來愈懷憂喪志，也更容易暴躁易怒。

　　因為每天都處於想昏睡的狀態，有人告訴我在上班開會常常假裝在想事情，閉目養神就睡著了，也有人因為看起來精神不濟，被以為經常熬夜，常被同事告狀上班摸魚打混。「即使你是主管，老闆也講得很直白，我今天訓練你，你哪天暴斃了，那就是我的損失，如果我投資在你身上，但看不到未來性」，這是 Shu 在工作上面臨的困境，也是與他相同處境的肥胖患者所遭受的質疑與對待，這不單單是個人健康之事，而是攸關一個企業經營管理課題了。

　　針對超級肥胖患者透過減重手術，睡眠呼吸中止症改善率可以高達九成。所謂睡眠呼吸中止症分成中樞型與阻塞型兩種，其中有 90％ 比例屬於阻塞型睡眠呼吸中止症，至於中樞型睡眠呼吸中止症多因中風引起，僅約占 10％ 而已。

　　為了解決睡眠呼吸障礙，有的肥胖患者多半會先求助耳鼻喉科，藉由鼻中膈彎曲矯正手術，來擺脫多年來鼻塞、睡不好的困擾。但對肥胖患者而言，這種手術基本上是無效的，因為鼻咽部囤積過多脂肪，以致通道阻塞而無法呼吸，這也是何以多數肥胖患者聽到的醫師建議都是先處理減重的原因，否則治標不治本，無法有效緩解睡眠呼吸中止症。

◀ 減重手術根據習慣、飲食與職業做客製化評估 ▶

　　在深受重度睡眠呼吸障礙困擾的阿博、潘洋振、Shu 身上，其實正好可以看到一般人普遍對肥胖成型的誤解，曾經是職棒二軍選手的阿博，擁有職業運動員的強大體能，從事農務工作的潘洋振，同樣會消耗大量體力，即便每天勞力付出，消耗卡路里，事實上卻是不可能減肥，反而會因為運動量大，愈累愈會吃，加上工作辛苦就靠吃來慰勞自己，使得體重有增無減。他們本身體質並不是胖的，是吃胖來的，有些人就是以為自己已經運動了，那麼就可以多吃一點了。

　　所以我常對減重患者灌輸一個重要概念，就是減重手術只是一個起步，對他們的治療不應只有手術這四天三夜，最關鍵的是一個完整的後勤支援系統，包括如何教育他們吃得對，學習適應進食速度的控制與種類的選擇，如此一來才能愈瘦愈健康，而不會瘦得乾乾扁扁的或瘦得進度不理想。

　　減重手術只是一個手段，之後至少要持續半年重新建立一個正確良好的習慣，亦即減重手術是幫助他們容易去改變自己積弊已久的習性，如果沒有先做減重手術，他們就是會吃不飽，進食速度很快。以阿博為例，他花了將近一年時間才算真正調整改變自己飲食不良習慣。

　　很多人會問我，為何同樣都是超級肥胖的病例，有的人採取胃縮小手術？有的人選擇迷你胃繞道？以鴻曜為例，當初選擇施以迷你胃繞道，主要是考量他開貨車的工作型態，開車無聊時就會吃零食，相比一般人按三餐進食，如果僅是胃縮小，很難一直維持空腹狀態，整體減重成效將會不如預期，也因此在衡量手術方式時，對於肥胖患者本身生活習慣、飲食狀況與職業工作型態都需要通盤考量，因為每種術式皆有其優點與缺點，要把優點極大化、缺點極小化。

　　鴻曜是一個很好的例子，以迷你胃繞道手術平均一年可減重38％比例來看，原本207公斤的他在一年內減重了100公斤，幾乎接近50％。鴻曜的減重優勢在於他願意積極嘗試改變自己的生活習慣，除了按部就班達成個管師設定的各階段減重目標，他也開始在健身房進行有氧運動與重訓，開車工作時，就算想要嗑牙零嘴也可以改吃毛豆，補充蛋白質。無論飲食方面有個管師、營養師與減重術友之間的協助關懷，或有朋友一起相揪運動，團療的力量讓他的減重之路，多了陪伴與鼓勵。

　　至於同樣是超級肥胖病例的 Shu 與潘洋振，因為他們食量非常大，減重成效的關鍵就在於食量的變化，所以有些超級肥

胖患者在減重手術之前，我會為他們設定一個為期兩週的減重短程目標，透過飲食衛教來觀察患者的配合度。

其次是基於手術安全性，超級肥胖麻醉風險高，尤其罹患睡眠呼吸中止症在開刀完的後續照顧更為嚴謹，也因此術前整體評估非常重要，包括心臟超音波評估有沒有心臟衰竭、肺功能是否術後需要練習吹氣增加肺活量、腹部超音波檢測肝指數等等。

◀ 家人不再憂心，一起共築夢想 ▶

其實設身處地感受一下，減肥無論有沒有做手術，都是一種對人性的煎熬，肥胖患者苦不堪言，手術後還必須吃那麼少，如果沒有身邊的人看顧著、陪伴著，管不住嘴巴就會亂吃，很容易失敗，再一次掉入挫折沮喪的情緒循環中。

為了阿博的睡眠呼吸困擾想方設法，阿博太太陪他一起看過各式各樣的門診，從耳鼻喉科、新陳代謝科到衛教、營養相關，「每次他都是一副我就是這樣了啊，如果營養師說要吃多少份量，他又會說那我乾脆餓死就好了」，即使脾氣溫和的倆人偶爾也得為此事吵架。

潘洋振的太太也說以前三天兩頭都要跑醫院，自從瘦下

來都不用看醫生，減重手術開刀到現在六年，光是每年的醫藥費就省下很多。又比如肥胖的人，血液循環差，氧氣濃度低，連帶使得組織修復慢，加上皮下脂肪多，一旦受傷或被蚊蟲叮咬，容易形成蜂窩性組織炎，而且不會是偶一為之，在田裡工作的潘洋振對切膚之痛感受格外深刻。

還有鴻曜的媽媽、Shu 的家人支持減重手術，也都是因為無計可施了，只能死馬當活馬醫的心態，沒做手術就是死路一條，做手術還有一線希望。

「我打呼的情況，以前出去玩，都沒有人要跟我同一個房間」，「我睡覺打呼，三天兩頭都要被老婆打醒」，但在減重手術之後，兩、三個月就能大幅改善睡眠呼吸的困擾，對這些睡眠呼吸中止症的肥胖患者而言，真的是生命的轉機，甚至連同身體慢性病都一起不藥而癒。

鴻曜說現在睡六小時就有睡飽的感覺，也可以安心的平躺睡覺了；阿博現在只要農作休耕期間就去開發客源，整個人充滿了事業心；Shu 比起以往更熱愛運動，再也不用因為太胖太喘，游泳、騎單車、跑步什麼都做不了。減重的他們不只是身體改變了，心境也豁然開朗了，我想減重手術的另一層意義是幫助他們完成夢想的催化劑，有夢最美，希望相隨。

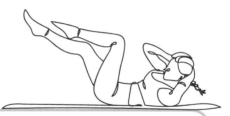

多囊懷孕相關個案

肥胖與不孕存在因果關係
減重手術可以緩解併發症

當「肥胖者」遇到「多囊懷孕」時。

愈來愈多醫學研究發現，多囊性卵巢症候群的症狀嚴重程度和肥胖程度有關。多囊性卵巢症候群（Polycystic Ovary Syndrome，簡稱 PCOS）是種荷爾蒙失調所導致的疾病，造成的原因不明，可能和遺傳、男性荷爾蒙或胰島素阻抗有關係。一般而言，多囊的診斷大抵依據條件有：排卵不規則或月經不正常、男性荷爾蒙過高、超音波發現卵巢多囊腫的現象，上述症狀中符合兩項，就可確定是多囊性卵巢症候群。

肥胖女性的荷爾蒙可能分泌異常，除了造成受孕困難外，也會降低人工受孕治療的成功率及增加流產率。國際期刊亦指出，肥胖已被證實對於試管嬰兒的結果有負面影響，建議在試管嬰兒治療前，可考慮通過減重手術對不孕或病態肥胖女性進行減重。

雖然過重及肥胖女性可透過減重以增加自然懷孕

率，且在減重後，可顯著降低孕期不良反應，但實務作法多會建議，最好是減重手術一年後才懷孕，若體重尚未達到減重的目標，那麼體重在術後追蹤和飲食調配而言，是相對困難的。也因此減重術後的懷孕計畫有其必要性，術後 10 個月內宜採取避孕措施，倘若 10 個月後安排自然受孕，仍未緩解多囊的話，會再進一步轉介不孕症專科。

■ 從小就是可愛的胖妹妹 -------------
■ 減肥傷身還留下後遺症 -------------
■ 多囊性卵巢症不易懷孕 -------------
■ 減重手術後受孕又瘦身 -------------

聊起自己肥胖的事蹟，利鵑的活寶性格立馬展現出真本色，「我出生時，我爸媽拿我的八字去取名字，算命的人就鐵口直斷說這個孩子會胖胖的喔」，伴隨著豪爽笑聲的她真是太可愛了，「現在想起來覺得好笑也很神奇，所以從小胖到大，我也認了」。整個診療室在她到來之後一直笑聲不間斷。

由於家裡經營牛肉麵、便當餐館，用餐時段和一般人不

同，通常下午兩點、晚上八點才是她們的吃飯時間，每天下午四、五點還要來些大腸麵線、臭豆腐點心等等打牙祭，等於大約三個鐘頭就在進食，那和少量多餐可是大相逕庭。「我可以吃一整天」，利鵑也說自己是胃口超好的人。

在就讀高雄餐旅大學時，利鵑的體重衝破三位數，也是她胖得最誇張的時期。「大四時我制服都穿不下了，你想想看都已經念到大四了，竟然還要買新的制服」，因為高餐規定要穿制服和高跟鞋，她一張臉哭笑不得地描述當時有多討厭穿窄裙，每天都很害怕窄裙拉鍊爆開了。

比起一般肥胖不愛運動的人，利鵑算是平時有培養運動的好習慣，然而為了減肥，幾次錯誤的減肥方式也造成她身體上的負擔和後遺症，不只因節食而導致她日後容易胃食道逆流，以她當時破百體重也不適合跑步，「如果繼續慢跑下去，妳的膝關節會受傷，最好瘦到 70 公斤才恢復慢跑運動」，第一次在減重門診諮詢時聽到這一席話，她心想自己怎麼多做多錯，對減肥的努力充滿了無力感。

此外，她也是多囊性卵巢症候群患者，常年月經不規律，且一直在服用調經藥，「因為一輩子吃藥也不是解決辦法，我只要沒有吃藥，月經就不會來」，利鵑笑說以前會覺得沒

有月經很好又很省錢，而且經期一來她脾氣總是特別暴躁，但到了 27、28 歲適婚生育年齡時，她開始有所警覺必須正視這個問題了。

「如果妳瘦下來，月經可能就會比較規律正常」，利鵑慶幸婦產科醫師給予建議的時機剛剛好，讓她想要嘗試做減重手術一勞永逸。術後瘦到 61 公斤才懷孕，聽她難掩驕傲地說，「當時挺著孕肚都沒有我胖胖時的肚子大，而且我懷孕七個月（28 週）時還去日本度蜜月，也根本沒人看出來我是孕婦」。

產後花了三個月時間，瘦下來回到 62 公斤的體重狀態。「我很珍惜曾經瘦到 61 公斤」，對她而言，這個體重記錄可說是得來不易，即使因懷孕變胖多了 18 公斤，她天天對自己耳提面命一定要克制。「我國小畢業時就已經 70 公斤了，現在等於回到我國小體重耶」，只要聽到有人說她變瘦，就讓她很有成就感。真人面前不說假話，利鵑盡情享受讚美的光環，她覺得這是她應得的。

有趣的是，因減重與其他術友經驗分享的交流過程，還為她牽起一段美好的姻緣，「我老公就是後來認識的術友，我的國中同學是他的大學同學」，聽她笑笑地說大概這就是緣分天注定吧！

　　「從來沒想過會因為減肥而遇上人生伴侶，一個活動的報名表開啟了我們的緣分，想起來也是滿奇妙的，宋醫師果然有宋月老之稱，是這個月老對我們小夫妻來說就已經是『宋子鳥』等級了」，四年前收到她們特地寄來親筆手寫的結婚謝卡，讀著讀著會心一笑，心想關於我的流傳原來還有宋月老啊！

宋 醫 師 處 方 箋

減重術後體重降低，即使不用不孕症醫師治療，也可以自然受孕，根據研究顯示降低 5% 至 10% 的體重可以改善代謝症候群、降低血中雄性素濃度，甚至能幫助恢復正常的月經週期、增加懷孕率，而經由減重手術更可緩解 90% 以上的代謝症候群。

當減重手術術前原本就保持良好運動規律的人，術後若繼續維持運動習慣，減重的整體成效將會更健康。

- ■ 產後肥胖無法順利恢復體態 ------------------
- ■ 職場表現又無法獲得成就感 ------------------
- ■ 減重手術瘦身有成又再懷孕 ------------------
- ■ 同享為人母和曼妙身材喜悅 ------------------

「在懷第三胎時，我預約拍了孕婦寫真，老大、老二和老公一起拍了全家福。」亞廷描述著 LINE 頭像的照片一邊回憶著當時美好的時刻，在她甜美笑容裡讓人感受溫馨圓滿的幸福氛圍。照片裡的亞廷穿著雪紡薄紗白色禮服，讓她白晰肌膚顯得更加亮麗透出光芒。

減重手術後的第三個月，亞廷沒意料到懷孕了，不只自己重獲新生，身體裡也同時迎來新生命，彷彿雙重喜悅降臨一般。

「我已經很厭倦自己現在的樣子了」，兩年前的她即使沒說出這句話，一臉面無光彩的神情已然透露令人擔憂的負能量爆棚狀態。亞廷是一個獅子座女孩，就像一說起獅子座直覺聯想很愛面子的星座特質，她正好就是完全獅子人設的標準典型；可以想見，強大的自尊心對一個從小就是易胖體質的女孩而言，這是一件多麼內心糾結的情緒。

亞廷是機場銷售人員，每天在第一線接觸人來人往的過境旅客，購買菸酒的客人又以男性居多，看人的眼力自然不再話下。身著套裝的她，加上穿上低跟鞋，身高就超過 170 公分的優勢，仍難以彌補肥胖身形帶來的第一眼印象，「男生就是會挑選看起來比較順眼的女生來服務，這是人之常情」。

看著女兒遺傳了自己的漂亮顏值，猶如混血兒般的深邃輪廓，像極了人見人愛的洋娃娃，亞廷毫不掩飾身為人母的驕傲和開心，每當聽到有人誇讚女兒長得這麼可愛，她卻總會從旁人目光隱約感受「那媽媽怎麼是這樣」的潛台詞，「我希望我們出門就像漂亮的母女檔」，她不自覺低下頭，語氣沈沈地說著。

懷孕是一個女人最美的時刻，她回想起當時已經是準媽媽的喜悅，只不過，產後體重滯留，使她不只沒有恢復身材，依然像個孕婦一樣，就算明明知道產後一年是管理體重的黃金期，對她而言，嘴上說著無可奈何，心裡卻承受著一種無形壓力的打擊。

一個愛漂亮的女孩，卻討厭看到鏡子裡的自己，在很長一段時間裡，亞廷愈來愈不能忍受自我矛盾，甚至覺得自己

心理生病了。因為有了孩子而喜悅，卻也因為有了孩子而討厭自己，終究，心病還需心藥醫。

　　強大的自尊心讓她想要改變自己的意志無比堅決，帶著一往無前的決心，因為她不能繼續放任自己在負面情緒漩渦載浮載沉了，她一次次說著「我很不快樂」。

　　同樣一身套裝在機場工作，瘦下來的亞廷舉手投足間更添一股自信美，揚在臉上的自信，給足了專業得體的信任感，業績也愈做愈好。下班了，接孩子放學，聽到兒子同學說了一句「你媽媽變得好漂亮喔」，孩子們天真的言語簡直是最甜蜜的告白了，這一刻的亞廷好愛好愛自己！

宋醫師處方箋

亞廷在減重手術後，生下第三個孩子，總算沒有因為懷孕導致身材變胖，終於可以脫離產後憂鬱。根據臨床統計，有七至八成的女性會在產後陷入緊張不安與情緒低落，出現憂鬱、易怒、焦慮、罪惡感、無價值感、失眠、無法專心等症狀，也會對於周遭生活以及過去喜歡的事物失去興趣，甚至覺得自己

無法將寶寶照顧好。其中有一部份產後憂鬱來自於產婦對自己身材的走樣，從而產生懷疑人生的態度，認為我只是懷孕而已，何以反差這麼大。所以生產過後也要繼續維持健康的飲食習慣、適度的運動，以及良好的體重控制，也是每個媽咪的功課喔！

- 高中後體重一路狂飆狂升 -----------------
- 中西醫減肥藥狂吞全無效 -----------------
- 術後不只瘦身還帶來健康 -----------------
- 同時迎來可愛獅子座寶寶 -----------------

「你可以想像一個女孩子半夜在國小、國中操場跑步，那是有多危險的事嗎？」郁芬回想起自己曾經花了兩個月堅持跑步運動，每天晚上 11 點下班就去慢跑或快走一萬步，回到家已經是凌晨 1 點了。原本不愛運動的她，為了減肥，就算心裡一直抗拒和掙扎，仍會強迫自己一定要做到。只不過，體重計上停滯的數字，明明白白的告訴她，這樣做是徒勞無功。

　　雖然從小就是肉肉女，但郁芬其實是高中時才開始體重飆升，因為讀夜校，生活作息不正常，高中三年體重從 60 公斤一路跨過 7 字頭，大學時直接飆破 80 公斤了，身高 156 公分嬌小身形看上去已經是個胖胖女了。「大學畢業旅行去泰國，當時穿上泰國傳統服飾，我整個人看起來像一顆球一樣」，個性大剌剌的她，一邊開起自己玩笑說真沒羞恥心。

　　「我是很不愛運動的人，所以我試過非常多種減肥藥，中醫、西醫都有」，說起自己減肥的豐功偉業，郁芬還真是記錄一拖拉庫，她可以每個月專程到桃園補給要價 5000 元的減肥藥，還曾一度吃了減肥藥出現心悸、狂吐而緊急送急診。

　　無論中醫、西醫的減肥藥只要不吃，就會復胖，加上才剛興沖沖結束大學畢旅，一回到台灣就經歷分手的打擊，當時前男友很快就有新交往的對象。雖從來不會因肥胖而不自信的郁芬，仍不免感覺很受傷，「我還是想要瘦下來，我想這樣我就不會一直執著在這件事情上」。

　　於是她開始跑步、走路，想用運動來改善，但沒料想到運動是讓她如此不開心。「我瘦到 78.8 公斤，然後就停滯了，每天強迫自己買沙拉配茶葉蛋，吃也吃了，運動也運動了，真得很崩潰」，那時她每天看著體重計，陷入無計可施的情

緒裡，眼淚就會撲簌簌的落下來，覺得自己快得憂鬱症了。

　　「減重手術應該是我被逼到絕路的救贖了吧」，聽她明明在大笑又一本正經的說出來。不顧保守性格的家人反對，而且從小就很怕痛的她，進到手術室竟完全不緊張，一心一意只想瘦下來，或許正是這股信念的力量，讓她踏上這條減重路，面對前方荊棘也不足為懼。

　　減重手術一年後，郁芬懷孕了，預告會是獅子座女寶寶，「我和我老公都是水象星座的天蠍座，一想到很有主見的獅子座，我已經先做好心理建設了。」即將是準媽咪的她，連星座性格都研究的清清楚楚。

　　整個孕期唯一令她忐忑的，只有想到體重怎麼辦！懷孕之前一直保持減重手術瘦到 53 公斤的滿意成果，但是懷胎九個月體重再次出現 6 字頭，就像她說的，明明很介意，就別假裝不在乎，「我會自我安慰是因為我懷孕了，然後也會鼓勵自己產後要努力瘦身了」。

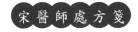

郁芬每天強迫自己買沙拉配茶葉蛋，加上慢跑或快

走，想要減重的體重卻一直不動如山。這反映著減重不能用自己想像的飲食，而如何正確的飲食，應聽取專業營養師建議，加上運動，才不會白費心力。

減重期間的確有可能會遇到停滯期，卻不需要因此過度擔心害怕，因為那代表我們的身體組成正在重新排列組合，也許是增肌減脂，但若不正當的飲食，卻可能是增了脂肪、減了肌肉。所以關鍵在於如何突破停滯期？其實三個要訣都不難，第一是增加運動的強度，第二是多喝水，第三要維持均衡飲食。

■ 下班晚吃宵夜讓體重不受控 ------------------
■ 第一胎坐月子肆無忌憚狂吃 ------------------
■ 減重手術後第二胎寶寶報到 ------------------
■ 不僅小孩健康媽媽也沒胖到 ------------------

嘉玲有兩個寶貝女兒，小女兒是在減重後才出生的，前後對照下來，讓她無比感謝自己下定決心來做減重手術。

「如果我只靠自己去運動減肥，我很瞭解自己沒有那樣

堅定的意志力。」嘉玲其實是出社會工作之後，才變成胖胖的女孩；大學畢業之前的她保持 60 公斤身材，那時候不胖也不瘦，但至少還不會遮遮掩掩地說出自己體重。

　　由於先前在補習班工作，課輔人員的生活作息都差不了多少，下班時同事都會一起相約吃宵夜，這麼頻繁在晚上 11、12 點吃宵夜，不就是造成肥胖的完美風暴嘛！「其實課輔界的胖子不少，因為周圍都是這樣的人，大家都沒什麼自覺」，她半認真、半開玩笑地說。

　　嘉玲第一胎懷孕生產，整整多了 10 公斤，原以為把肚子裡的寶寶卸貨之後，當時已經 90 公斤體重就會跟著降下來，哪知道體重計的數字完全不動如山。「我懷孕時，胃口並不好，但生完之後，反而食慾大增，除了月子餐，我變得很貪吃，還特別愛吃火鍋和鹹酥雞，尤其做完月子之後，感覺可以吃自己想吃的美食，就開始肆無忌憚了」，聽她喃喃自語地回憶自己生涯體重最高峰就是在生完大女兒之後，胖到都討厭自己的模樣了。

　　兩個女兒都是催生產下的，對媽媽來說，卻是截然不同的際遇。「我第一胎時太胖了，沒辦法負荷整個孕期」，由於肚子裡的寶寶壓迫到臟器，嘉玲懷孕後期幾乎是吃了食物

就很難受，還發生呼吸太喘、視線模糊而兩度送急診，甚至因為太胖感受不到胎動，於是在懷胎 39 週時就先進行催生了。

「我大女兒生出來體重只有 2400 多克而已，是早產兒的體重，那時候我會覺得很內疚，覺得是自己真的太胖了，才會沒辦法給寶寶足夠的養分。」相較之下，在減重手術相隔一年才懷了老二，或許是在媽媽肚子裡太舒服了，過了預產期還不想出來，最後也是只好催生了。

嘉玲的兩個寶貝女兒，雖然都是有計畫做人的，卻因為期間經歷了減重手術，而有天壤之別的切身體會。第一次懷孕時，她太胖就懶得動，在家整天就是躺在床上滑手機，但是懷老二的時候，她到懷孕後期還能挺著大肚子每天去跑步，當時體重 65 公斤，生完後還瘦到 61 公斤，整個肚子更消風了，「不然我本來真的有陰影，很擔心又像第一胎做月子一樣，重量都留在自己身上了」，聽她一直說著太好了，覺得孕婦的焦慮也真是很可愛啊！

「我很慶幸在計畫懷孕老二前，先做了減重手術」，嘉玲聊起自己 90 公斤的體重，不只帶小孩覺得吃力，那時候她爬樓梯才爬到三樓就很喘，膝關節、踝關節也因為體重而承受壓力，身體已經出現太多警訊了。「當時我去諮詢減重手

術，是穿了一件藍色連身裙拍照」，看她一臉不好意思的表情，一邊解釋老大生完都沒瘦下來，所以她一直都穿著孕婦裝。長相童顏的她，至少現在再也不會被誤會是孕婦了。

宋醫師處方箋

肥胖的孕婦在整個孕程是相對不安全的，因為體重過重是罹患妊娠糖尿病、妊娠高血壓的危險因子，妊娠高血壓易引發早產合併症的風險。

孕媽咪請注意，以往一人吃兩人補的觀念需要修正囉！一般而言，BMI 值介於正常範圍的孕媽咪，每天熱量需求約為 1 公斤 30 大卡，若吃的食物過多，含糖量及含油量又過高，反而會造成胎兒負擔，因為嬰兒需要的是營養，而不是妳多餘的熱量。

- 中藥針灸代餐斷食法全都嘗試過 --------------
- 還是無法阻止體重的爆發性成長 --------------
- 肥胖誘發多囊性卵巢症不易受孕 -------------
- 就在減重術後自然受孕喜迎千金 -------------

從國中時期就想過縮胃手術，聽到奕璟聊起以前的想法，當下難免有些驚訝「這麼早」！在七年前減重手術並不普遍的年代，奕璟因為早在國中生物課對人體的瞭解，那時已經對腸繞道、胃縮小相關知識有一些概念，對於從小就是易胖體質的她而言，聽起來那可是一種容易變瘦的方法。

就好比 20 年前誰會想到手機是未來科技，醫療也是日新月異啊！「我當時真的有盤算，只要時機成熟，我一定會一馬當先」，奕璟用著誇張的語氣，加上一副認真的模樣，逗得人哈哈大笑。

「我出生時就有 4300 公克，真的是從嬰兒時期就胖胖的，從小到大沒瘦過」，認真細數過往的經驗，例如中藥、針灸、代餐，三餐只吃青菜不吃米飯、只喝水的斷食法，她幾乎無役不與，又好氣又好笑地說著，只差沒有去吃一些奇怪的蟲而已了。

　　雖然個性樂天，奕璟還自認是胖子界的績優股，但胖女孩的宿命會遇上的難堪，她其實沒有比別人經歷的少。「我很喜歡逛夜市，夜市一定是人擠人啊，有次就聽到一個女生說剛剛有個死胖子撞我」，直爽的性格讓她對如此無禮的歧視，不加掩飾的忿忿不平。

　　胖子撕不掉的標籤，也讓她很清楚什麼是自討沒趣的行為，「我以前是完全不穿短褲、短裙」，連穿泳衣泡溫泉也是她自己設下的禁忌，一想到身邊的朋友家人到日本旅遊泡湯有多麼享受，她總是沒有參與感，擺明了興趣缺缺。

　　從事護理工作的她，常常因體態被人大做文章，有些定期看診的長輩偶爾會指指點點，對於那些品頭論足的關心與叮嚀，也許出自好意，然而言者無心，聽者有意。尚未平息的情緒，只見她突然提高聲量地說「那聽起來真得很刺耳」，一邊也為自己叫屈「胖不等於力氣大啊」，只要工作需要搬重物時，她往往就得一秒變身女漢子，即使長久以來已經習慣了這樣刻板印象被對待，語氣裡卻透露出滿滿的莫可奈何。

　　因為肥胖緣故，奕璟檢查出多囊性卵巢症候群，「我自己是護理人員，很清楚肥胖所造成的胰島素阻抗，可能誘發或加重多囊性卵巢」，減重則是幫助改善症狀的途徑之一。

當時已結婚六年的她，雖沒刻意避孕，但一直沒有懷孕，只見她一臉俏皮的表情，帶著心虛的口吻坦白自己瘦不下來時，也會搬出多囊當藉口。

後來接受減重手術之後，僅僅相隔兩個月奕璟就自然受孕了，一邊說著「太不小心了」，其實她很享受當媽的喜悅。回想起懷孕前期要多吃高蛋白食物，但又處於減重術後的調適期，就算不太愛吃肉、喝牛奶，她每天都要強迫自己喝一杯牛奶。聊著聊著彷彿一轉眼間，女兒已經六歲了，她對當時懷孕過程仍然記憶猶新。

接受減重手術，等於把自己人生砍掉重練，老天爺還為她帶來生命的禮物。有女萬事足，奕璟一臉幸福表情，滿滿的知足。

宋醫師處方箋

多囊性卵巢症候群與肥胖有高度相關性，肥胖女生對於想要懷孕是遙不可及的夢想，也因此有不少多囊的女性在健康瘦身後，月經慢慢變得規則，也自然受孕了。奕璟就是藉由縮胃手術成功減重，且順利懷孕了，恭喜她喜獲麟兒。

減重手術後一年內建議不要受孕，因為體重尚未瘦到最低點，那麼體重在術後追蹤和飲食調配而言，是相對困難的。因為奕璟在術後兩個月就懷孕了，有了團隊協助與細心照顧，讓她順利產下女兒，且如期完成減重目標。

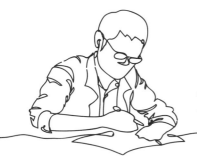

宋醫師診療室

「**以**前以為我是不容易受孕的體質，開完刀兩個月瘦到 70 公斤，沒想到我就懷孕了。」奕璟即使現在回想起來，仍覺得自己當時心情多麼晴天霹靂。奕璟是八年前來求診進行縮胃手術，當初為她 90 公斤體重所設定的減重目標是 60 公斤，雖然錯過了縮胃手術後的減重黃金期，所幸產後至今七年了，她都能一直維持體重 65 公斤，令她自己感到滿意的狀態。

　　同樣縮胃手術術後三個月就懷孕的，還有已經生了兩個孩子的亞廷，她很擔心這麼快就懷孕，會不會有影響，而這也是很多減重術後需要控制體重的孕婦面對突如其來的新生命時，憂喜參半、忐忑不安的情緒反應。

◀ 多囊性卵巢症候群和肥胖程度有關 ▶

　　奕璟、亞廷、以及長年月經不規律的利鵑，都是罹患多囊

性卵巢症候群患者。愈來愈多醫學研究發現，多囊性卵巢症候群的症狀嚴重程度和肥胖程度有關，因此體重控制對於多囊性卵巢症候群病人相當重要。

當肥胖與不孕存在因果關係時，減重手術可以有效緩解肥胖引起的併發症，所以針對這類患者，詳加說明減重術後的懷孕計畫更有其必要性。一般而言，減重手術後一年內建議不要受孕，依照縮胃手術一年可以減去原體重的 30 ～ 35％比例，倘若尚未達到減重目標而過早懷孕，那麼體重在術後追蹤和飲食調配而言，是相對困難的。像是奕璟、亞廷的情況，個管師、營養師就會較為緊迫盯人，包括提醒她們每個月回診，抽血檢查，也要瞭解她們營養素補充情形等等。

◀ 注意飲食營養攝取，懷孕不一定會變胖 ▶

相較奕璟、利鵑、郁芬是第一次懷胎受孕，第一次迎接自己人生當中的準媽媽新角色，嘉玲和亞廷在減重手術之前都已經是為人母，產後肥胖讓嘉玲胖到生涯最高峰 90 公斤，亞廷懷孕時更足足胖了 20 公斤，兩人也因為肥胖而深陷產後憂鬱的困擾。

無論減重與否，都必須告訴懷孕的準媽媽們，破除一人吃

兩人補的謬誤觀念，其實嬰兒需要的是營養而不是熱量，試想看看，如果一個大人一天只需要 2000 大卡的熱量，但在一人吃兩人補的迷思下，一天食物熱量高達 4000 大卡時，等於就胖到自己，反而容易造成孕媽咪「生一回胖兩回」的窘況，實際上沒有補到胎兒，甚至還會徒增自己產後瘦身的難度。

懷孕期間所要瞭解的是，準媽媽的營養重點並不在於卡路里的攝取，加上懷孕初期的飲食和懷孕以前沒有太大差異，所以挑對食物、進行各種營養素的補充就顯得至關重要。我們有一系列減重手術後懷孕期間的營養指南，也是我一直強調的食物攝取重質不重量、吃得多不如吃得巧。

懷孕一定會變胖嗎？看看奕璟在減重術後兩個月懷孕，整個產程體重增加 9 公斤，寶寶出生體重 3250 公克，她在生產完當天體重完全恢復 69 公斤，做月子一個月期間體重也持續瘦下來到 64 公斤。亞廷雖然在減重手術後三個月懷孕，但沒有因為懷孕就瘦不下來或體重停滯，肚子裡的胎兒營養也都有吸收到，寶寶出生體重有 2940 公克。

由於病人做完減重手術之後，飲食吃得少，計畫懷孕期間就必須定期追蹤，每半年進行一次飲食攝取量的追蹤、身體組成分析、血液檢驗、糖尿病的血糖監測，但若以奕璟與亞廷仍

在減重階段初期就懷孕了，就會要求病人每個月回診。

在懷孕期間定期監測孕媽咪的營養指標，依個人飲食狀況與血液檢查調整營養素補充的劑量，包括綜合維他命（含鋅與脂溶性維生素、水溶性維生素）、鐵劑（含葉酸）、鈣錠（含維生素D）、高蛋白配方等等，若有孕吐或食慾降低導致的營養不良，應適量補充高蛋白及高營養密度的商業配方，而在懷孕28週以後，則需注意飲食中高鈉食物的攝取，以防飲食中鹽分過高造成下肢水腫的情況。

「如釋重負」，僅僅四個字卻道盡每個歷經減重手術、期待新生兒的肥胖女孩的心事。對許多肥胖體質的孕媽咪而言，不只是身體上的負擔，心理上也承受著莫大的煎熬，擔心多囊不孕、擔心妊娠糖尿病、擔心妊娠高血壓，就像亞廷說的，「如果有相關疾病也想要有小孩的人，我自己是過來人，真的是鼓勵來諮詢看看」。

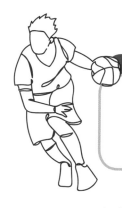

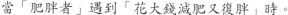
花大錢減肥又復胖相關個案

內科減肥易復胖
減重手術復胖低

當「肥胖者」遇到「花大錢減肥又復胖」時。

國際上有許多前瞻性的研究都顯示減重手術較各種內科治療有效，外科手術不但較內科治療可有效降低嚴重肥胖患者的體重，降低各種肥胖合併症，也能確實的降低死亡率。

對肥胖者更大的癥結點還在於，內科減重無論代餐、藥物、中醫埋線或雞尾酒療法、運動等等，通常接受這些減肥方式時的確會瘦，卻又有復胖的問題。根據期刊顯示，透過內科治療的患者五年後復胖比例幾乎高達 98％。所以必須告訴肥胖病人的是，當你減重到體重目標值時，你必須自我建立屬於自己的生活形態，才有辦法維持一個健美的身形，讓自己看上去是真實的美好與健康，而不會重蹈覆轍的惡性循環。

減肥者除了承受身心靈的包袱，更為實際的是，代餐、埋線、藥物治療等等累積起來的花費，經年累月下來也是一筆為數可觀的開銷，數十萬、

甚至上百萬都有可能。也因此針對這類經由內科治療失敗的患者，藉由減重手術途徑讓他們吃得少之餘，同時要搭配正確飲食概念，以及適當的運動教學，在各個減重時期階段給予建議不同的體適能運動規劃，讓他們可以在減重過程中，透過飲食與運動教育，建立所謂減重的生活形態。

- 曾經是可以劈腿的靈活胖子 ------------------
- 無奈三高慢性病悄悄找上門 ------------------
- 膝蓋不堪體重負荷影響工作 ------------------
- 成功術後變身威風中年大叔 ------------------

香港有個洪金寶，台灣有個李志豪。「人家都說我是靈活的胖子，因為我身高 178 公分，所以看起來就沒有矮胖的感覺，100 多公斤還可以劈腿，還能深蹲，筋骨比較軟。」把自己封為「台灣洪金寶」，李志豪一來就展現他獨特的幽默感，連 LINE 名字都叫做「金愛替」（台語：很會聊天）。

「想靠自己方式來減肥，是很早之前就有這個想法，但我沒有吃過減肥藥」，李志豪說自己其實早在七年前就去過

高雄知名內科減肥診所，花費數萬元進行飲食控制，只不過飲食是他很大的罩門，「我很會吃，胖就是吃來的啊！」

易胖體質的他，從國小時就已經體重破百，乾脆說自己就像哆啦 A 夢的圓滾滾身材，對於小時候綽號被叫做李胖、李肥，他還會開自己玩笑說「要叫『李善』（註：瘦的台語發音與「善」同音），這樣才會愈叫愈瘦」。但實際上，他是一路胖到大。

曾經一度可以減重到 90 公斤，只要衣服能穿能買，他就不再堅持繼續飲食控制，於是在短時間內又恢復到體重生涯最重 135 公斤，「有時候看你瘦，有時候看你胖」，周遭親友調侃讓他早已習以為常。

談到自己身上的慢性病，就算再靈活也沒輒，「高血壓、尿酸、痛風、高血脂、脂肪肝，我通通都有，每天要吃很多藥控制高血壓」，李志豪說自己每半年都會做抽血檢查，警覺自己身體可能會有狀況，所以才把考慮減重認真的當一回事了。

體重對工作上的負擔，對他更是迫在眉睫。「因為膝蓋骨承受太重的壓力，我已經沒辦法蹲下去了」，從事冷氣裝修的他笑說，踩壞樓梯都算小事，自己連維修孔都爬不進去

了。雖然人的膝蓋骨隨著年紀一定會退化，但要減緩退化的速度，就是讓自己壓力減輕，尤其近兩、三年膝蓋不堪負荷的感覺更形嚴重，只能使用有馬桶的廁所，不然蹲不下去，「骨科醫生明明白白告訴我，你唯一的方式就是減重。」

「減重手術就像買房子、買車子一樣，當下不能猶豫，不然下次就買不下去了，因為就會想太多了」，果然一如他說話的海派性格，做決定超級果斷。「我從決定減重手術那週就開始節食，完全不像其他術友趕快把握最後機會大吃大喝」，對他而言，早晚都要適應的事，不必眷戀難以割捨。

以前他常開玩笑說自己高人一等，別人是三高，他有四高，體重也比別人高；減重術後又說自己由紅翻黑，總能逗得人呵呵笑。「我已經 40 多歲了，減重主要是為了身體健康，自己也要開心才行，不然現在連小碗肉燥飯都吃不完，10 顆水餃就是極限了」，他一邊說著慢慢減重就好，不求快，只求好。

子曰：「君子不重則不威」。聽他笑說自己這把年紀，就算減重也不用再當老帥哥，中年大叔的威風才吃香。

宋醫師處方箋

體重過重經常造成雙膝的退化性關節炎，肥胖也更容易導致骨質疏鬆，尤其 60 歲以上的肥胖患者同時有退化性關節炎與骨質疏鬆，則會導致病態性骨折的發生機率增高。所以在減重過程中，除了會診骨科或復健科，也要建議手術後應補充足夠的鈣片及維他命 D 並接觸大自然曬點太陽，以避免骨質疏鬆與鈣質流失。

並非每個運動都適合肥胖患者，因為重力會讓身體關節面承受更大的傷害，所以肥胖患者應視當時體重來從事適當正確的運動。

■ 生完小孩發胖到壓迫神經 - - - - - - - - - - - - - -
■ 痛到床上無力翻身和走路 - - - - - - - - - - - - - -
■ 減重後不只遠離身體疼痛 - - - - - - - - - - - - - -
■ 還能打扮變瘦變美變健康 - - - - - - - - - - - - - -

「我以前參加過胖美女選拔，當時還拿下了台灣第一名。」聊起過往的肥胖史，Abby 對自己的高顏值展現出傲人的自信光彩。

國中即嘗試減肥的她，從原本只能用蘋果餐、他院減肥三日餐來做飲食控制，到之後各種瘦身產品、低卡餅乾、酵素、雞尾酒療法、中醫埋針、按摩、體雕、LPG 纖體療程等等，零零總總花費上百萬。

減肥從中醫換西醫、西醫又換中醫，一直在變換嘗試，她感到非常厭煩，卻又不能忍受肥胖，還要承受各種藥物帶來副作用，站起來會暈眩，看到食物會反嘔，連心灰意冷都不足以形容她的心情，「我幾乎就是看破紅塵了，反正反覆的瘦瘦胖胖只覺得減肥是我這輩子無止盡的路。」

「年輕時的體重至少是在 60 公斤到 70 公斤之間上上下下的，但生完小孩體重爆衝到 82 公斤，就瘦不下去了」，原本

就有多囊性卵巢症候群的她，又在產後裝置子宮內避孕器，立刻出現對荷爾蒙過敏的身體反應，短短在 7 天之內體重增加了 7 公斤。

身高 158 公分與體重 85 公斤，極其不對等的比重，造成她身體承重的巨大負擔。「因為我胖在下半身，尤其臀部最有份量，已經壓迫到我下半身神經」，不只躺在床上無力翻身，有時左腿痛到無法走路，「那時候痛到要一直復健、打止痛針，連復健師也告訴我，只要減重到 78 公斤，就能改善那種疼痛」，回想起令她身心俱疲的腰痛，竟也不知不覺忍受了五年之久，這也是她下定決心減重手術一勞永逸的原因。

長得一張天生的明星臉，Abby 率直的說「以前減肥坦白說真的都是為了外表」，對衣品 sense 超高的時尚控而言，衣櫃裡沒有一件衣服是自己覺得穿上去會好看的，她經常沮喪到坐在床邊哭，亂發脾氣，「隱隱覺得自己心理快要生病了」。

減重手術雖是為了解決身體疼痛，但術後她又開始打扮自己，她笑說，這就是一舉兩得，既可以讓身體變好了，又可以去追求自己想要的外表。

以前去健身房運動總是三天打魚、兩天曬網，Abby 對自己不能長期堅持，倒是有自知之明。但在經過這次減重手術

之後，她不只回到體重 52 公斤，自己曾經最苗條的體態，連心態也判若兩人。「我看到別人瘦下來，因為沒運動而有大量贅皮，就會更警惕自己」，聽她一邊說逼迫自己一定要去健身房，接受重訓鍛鍊，現在肺活量變好了，肌肉力上升，運動時間持續也比較長，一邊俏皮地說「絕對不要以為開完刀就自動變瘦，而是要瘦得漂亮」。

聊著聊著，Abby 才透露她也是 PTT 批踢踢實業坊資深鄉民，現在「胖版」還能看見她以前分享自己穿搭和心歷路程的推文。「我們那次胖美女選拔的前三名，還約定減重手術瘦下來之後，要相約一起拍照做紀念呢」。

宋醫師處方箋

術後皮膚鬆弛問題一定都要除皮嗎？其實在減重過程中，若搭配適當運動、重量訓練，的確是可以減少贅皮的風險。

梨型身材是亞洲女性最常見的體型，而肥胖依照脂肪堆積的部位不同，通常可分為腹部肥胖的「蘋果型」，及臀部、大腿肥胖的「西洋梨型」，起因大多是長時間久坐又少運動，而造成下半身臃腫的狀

況，也因此更容易罹患代謝症候群。那麼代謝症候群的判定標準有哪些根據呢？第一是腹部肥胖：男性的腰圍 ≧ 90cm（35 吋）、女性腰圍 ≧ 80cm（31 吋）；第二是血壓偏高：收縮壓 ≧ 130mmHg 或舒張壓 ≧ 85mmHg，或是服用醫師處方高血壓治療藥物；第三是空腹血糖偏高：空腹血糖值 ≧ 100mg/dL，或是服用醫師處方治療糖尿病藥物；第四是空腹三酸甘油酯偏高：≧ 150mg/dL，或是服用醫師處方降三酸甘油酯藥物；第五是高密度脂蛋白膽固醇偏低：男性 <40mg/dL、女性 <50mg/dL。以上五項組成因子，符合三項（含）以上即可判定為代謝症候群。

■ 花下大錢買齊各種減肥課程 --------------------
■ 抵不過生小孩吃喝應酬發胖 --------------------
■ 手術後不再被食物慾望掌控 --------------------
■ 告別了肥胖開始學習愛自己 --------------------

翻看著手機裡的照片，一張張沙龍照，婀娜窈窕的姿態

盡顯風情。這在三年前是小慧完全不可能有一丁點想法的嘗試。「我很想說的是，人要為自己去嘗試每件事，去愛自己」，聽她聊起減重手術以及後來的微整型，都是想讓自己更漂亮，呈現更好的自己，她也樂於告訴每個曾經活成肥胖的人，生活的真諦就是要學習愛自己。

小慧坦言自己個性海派，從事營造業待人處事早已養成女漢子性格，加上處女座個性執著，「我想做什麼就做，幾乎不會有猶豫再三的情況」，一邊笑著調侃自己，就是那種被強迫推銷就會買的人，完全不會再想想才做決定，但凡埋線、針灸、中醫減肥、西醫食物客製、人工瘦身推推脂、醫美冷凍脂肪等等，只要能花錢的，她都試過了。

往往指責別人很容易，檢討自己卻很難，小慧對自己嘗試過的減肥方式效果不佳，每次看到體重只有減掉三、五公斤，一而再感嘆和自己花費不成正比，她卻清楚知道關鍵是在自己意志力不堅強，「和朋友吃飯時，明明說了自己正在減肥，只要人家說沒關係你多吃兩口就好，我就會吃了」，想想之前減肥過程應該說每種方式都是在花冤枉錢，這也是讓她決定乾脆砍掉重練，接受減重手術來剝奪對食物慾望的意志力，因為這樣就算想吃，縮胃術後也吃不下了。

術後一度瘦到 4 字頭的體重，小慧回想自己因為懷孕生產而一路失控的體重，「那時候因為都在忙小孩，常常會用那句『生一個小孩醜三年』，讓自己好過一點」，有三個寶貝的小慧也因為每隔一段時間就懷孕了，所以每次都用生小孩當成自己肥胖的藉口，直到確定不生了，才認真思考去接受減重手術，徹徹底底改變自己。

「體重站上 8 字頭的那些年，我連照鏡子都鄙視討厭自己，而且真得胖到沒有自信」，對於那些不清楚「她是老闆娘」身份來歷的人，往往會因為她的體態而有三流公司先入為主的印象，「有時候去客戶那裡訪視，就會覺得自己談不成生意，甚至會覺得我老公也不想帶我一起出門」。

累積太多負能量而無從釋放，小慧彷彿想起那些日子常常自己躲起來哭的不快回憶。「胖子的悲傷就是永遠沒有生氣的權利，要做開心果，否則就沒有朋友，會被別人認為怎麼那麼開不起玩笑」。

看她揚在臉上的自信，一邊說著「現在幾乎都是聽到人家說看不出你生三個了」，也能從客戶的眼光感受到「你們老闆娘好有氣質」，不只重新真心喜歡最美好的自己，對公司形象經營上給人一種高檔、精緻感，這次有效的減重讓她

家庭事業雙豐收。「我想過等到 60 歲才要瘦還有意義嗎？我也不想是因為身體健康亮紅燈了，逼不得已才去做手術」，小慧重複說著愛要及時，愛自己，也要及時。

宋醫師處方箋

有項調查詢問美國人減肥的最大障礙是什麼，缺乏意志力是高達近 3/4 受訪者共同的原因之一。小慧長達十多年減重歷程也在在說明，當你意志力不夠堅強，再多的藥物治療、中醫、針灸，都會失敗。

抽脂等於快速減重？這是一個常見卻需破除的迷思，必須在這裡強調醫美手術、抽脂手術不是減重，而是體雕，也就是讓身體雕塑完整而已，若為病態性肥胖，還是建議到減重門診諮詢。

當你用任何方式瘦下來，身體的飢餓素分泌會更旺盛，會讓你有更大的飢餓感，此時會需要更強的意志力去抵抗，這也是為何很多人會常常減重失敗的原因之一。

■ 花錢吃代餐吃到口袋空空 - - - - - - - - - - - - -
■ 還是無法解決肥胖的困擾 - - - - - - - - - - - - -
■ 減重手術後不僅美食照吃 - - - - - - - - - - - - -
■ 體重可控制身心靈更健康 - - - - - - - - - - - - -

「我曾經瘦到 56 公斤，但又胖到 98 公斤」，阿偉開起玩笑說自己因為吃代餐，還曾被邀請去直銷大會上台演講，也調侃自己想想退伍後的這些年花在減肥代餐上，把自己吃到口袋空空。

阿偉之前是職業軍人，關於減重歷程基本上是他退伍之後才展開的不歸路。「在軍中一年胖了 10 公斤，我的學弟也差不多都是這樣胖的速度」，不只談到軍中伙食比較油膩，身為台南子弟的他說起家鄉味，也是各種偏油偏甜的美食，歸納起來就是「我胖起來和飲食有很大的關連性」，畢竟他小時候出生時還被醫生叮嚀營養不良，誰知在父母特別悉心照料之下，結果反而變成易胖體質了。

「我食量還好，一個便當就吃得飽」，聽他笑說自己屬於呼吸空氣就胖的人類，實在教人莞爾。有著軍人自主管理嚴謹的品格素質，在他的減肥路上自律甚嚴，也明白說出這

樣生活得很累。

第一次嘗試代餐減肥時，帶來顯著的成效，當時他卻是心理無法調適，明明已經瘦到 56 公斤，瘦到腰身骨都看得出來了，卻一直覺得自己還很胖，「因為胖習慣太久了，真得只會看見自己瘦得不夠多」。

他也坦白說，買代餐的費用不便宜，通常體重減下來，大多數人應該都會中斷代餐，於是就又掉入復胖的循環裡。不只曾靠自己飲食管理一天只吃一餐，也嘗試過三餐吃高蛋白食物，搭配每天運動五個小時或跑步三小時，才能足以維持當時減重的效果，「花費這麼多時間和精力，還要精準調控去算食物熱量比，這樣很容易彈性疲乏」。

在退伍十年之間，光是代餐保守估計下來，少說有六、七回合，因為三、四月開始吃代餐，兩、三個月內就會看見績效，等於六、七月瘦下來可以穿上夏天衣服，但是進入冬天，身上的體脂肪又進入睡眠狀態，繼續肥胖，「夏天變瘦，冬天變胖」周而復始。

「我減重就是為了讓衣服穿得下，只要復胖，發現每件衣服都穿不上，那會帶給我很大的挫折感」，頻繁的急遽忽胖忽瘦，使得他身上出現很多肥胖紋，爬樓梯時也漸漸地感

覺到膝蓋痠痛。

　　減重手術之前，阿偉心理一度猶豫擺盪，但也告訴自己這是一次改變的機會。「代餐是我嘗試的方法最有效果的一種，如果沒有代餐，我會更痛苦，因為等於找不到任何適合我的方法去執行減重目標。」為自己對代餐的依賴感到極度厭惡，明明自己是一個意志堅強的人，卻在這種「小事」上如此經不起考驗。

　　「我現在可以吃 8 顆水餃了，每年生日也可以吃蛋糕了」，阿偉說自己原本就不是靠吃紓壓的性格。減重手術之後更能保持平常心，常常被問到如何在胖瘦變化時調適心情？「我就是持續運動，每天下班就去跑步」。當軍人，守紀律；減重也是。

宋醫師處方箋

從飲食上來說，代餐不是一道是非題，而是選擇題，除了提醒代餐減肥時，需注意營養素的攝取，以免愈減肥愈不健康；吃代餐能否持續，在減重過程所需投入的花費也是很實際的經濟考量。

> 長期靠代餐減肥是不正確的，應該是要讓體重降到預
> 期減重的體重，之後就需要均衡的飲食與規律的運動
> 去維持體重，而不是一昧的靠代餐去保持體重的效
> 果。

■ 馬拉松單車健身運動愛好者 ------------------
■ 因壓力暴飲暴食成為肥胖者 ------------------
■ 雞尾酒療法體內排毒無效果 ------------------
■ 減重手術後找回瘦身新人生 ------------------

　　愛運動的元達，非常熱衷路跑馬拉松、騎單車與健身，一身看上去精實壯碩，壓根兒沒想過自己這輩子會和肥胖沾上邊，而且從來不是易胖體質的他，對自己體重破百更加難以置信。就算之前外派美國工作一年半，在那樣高熱量的速食文化生活裡，都還能維持健美的體格。

　　「我的飲食習慣很不好」，這一句話就揭露真相了。在台北工作十多年下來，因為工作壓力大，他長期暴飲暴食，而且暴食後就會催吐，早就有胃潰瘍的老毛病。十年前回南

部定居，雖然工作壓力不比從前，但飲食習慣已經定型，一直都是食量很大。

即便對自己外表很重視的他，早已察覺自己慢慢變胖了，督促自己不懈怠的運動，也嘗試過雞尾酒療法、體內排毒多種減肥方式，前前後後花費超過 20 萬元，然而歸根究底問題還是出在惡劣的飲食習慣，一再地暴飲暴食再催吐，「只不過隨著年紀增長，身體機能代謝變慢，以前自主控制體重會覺得自己很可以，後來就失控了」，他無奈的說。

「我是一個單親爸爸，有一個就讀國小二年級的女兒」，看他露出慈父般的笑容，一如預料女兒是他決定來減重手術的主要原因。聽他提及自己每年健康檢查項目樣樣超標，高血壓、高血脂、脂肪肝、睡眠呼吸中止症無一倖免，「我真的百思不解，覺得自己是一個愛運動的人，怎麼會有這麼多不健康的指數，比那些都不運動的人還糟糕。」

兩年前因為一次突發事件則是更加深他減重手術的決心，當時他工作單位同事的弟弟因暴飲暴食引發腹膜炎而過世，切切實實警醒他應該認真評估減重手術的必要性，不能再對靠自己運動來減重執迷不悟了。「我是 40 歲決定手術」，他笑說這也算是「四十不惑」，到了不惑的年紀，想法突然

豁然開朗了。

「我沒有胖很多年，大概五、六年時間胖了 30 公斤」，只不過短短幾年之間，肥胖帶來的生活影響卻是方方面面的。「人家都說胖子容易煩躁、脾氣不好，這是真的」，身為公職單位主管的他，說起自己面對工作壓力，變得容易暴怒，一邊要帶領下屬，有時直接和長官吵架，讓人覺得像辦公室裡一顆隨時引爆的地雷。

元達說，想在術後轉換工作跑道，重新開拓自己人生的可能性，也是他調整心情抱定決心的開始。他坦言，結束一段婚姻關係帶來將近兩年的低潮期，心理不健康會帶動身體不健康，不只工作會議排滿日程，同時也在學習單親爸爸生活角色的轉換調適，然而蠟燭兩頭燒，讓他完全無暇修復自己內在遍體鱗傷的感情。

「小孩是上帝給我生命歷程的禮物，也是因為女兒，我才會下定決心要改變，要有不一樣的人生。」當上帝關上了一扇門，必會為你打開另一扇窗。這兩年走出情緒的陰霾，人生觀大翻轉也帶給身邊的人正能量，元達目光裡充滿了溫柔的力量。

宋 醫 師 處 方 箋

像元達這樣每每暴食後催吐，愈吐愈胖，就是典型的壓力性暴食特徵之一。歸根究底還是要建議病人，暴食行為來自心理因素，而非生理疾病，唯有找到情緒壓力來源，解決暴飲暴食的習慣，才是正道。

藥物治療或代餐治療何以失敗？究其原因是與病人意志力和服藥的遵從性有高度關連。

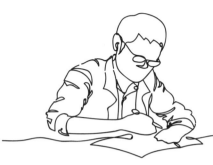

宋醫師診療室

「反覆的瘦瘦胖胖，只覺得減肥是我這輩子無止盡的路。」Abby 說的這一席話，或許道出了許多肥胖患者在減肥路上的慘痛心聲。用盡各種方式減肥，無論西醫、中醫、藥物治療、代餐等等，經年累月下來也是一筆相當龐大的開銷，甚至有些人實際花費已是數十萬到上百萬不等。

市面上的減重方法很多，為什麼選擇減重手術？其實在肥胖病人來做減重手術諮詢時，我對他們的答案大致上是心理有底的。小慧告訴我，「任何一種減重方法都沒有辦法改變正常飲食後的復胖，但如果是手術的方式，即使自己再沒有意志力，身體機能也會無法讓你繼續貪吃下去，就算硬吃一口，還是會吐出來。」

◀ 減重手術不傷神且復胖率低 ▶

減重成功與否雖然涉及個人意志力，但在醫學上，減重意志力和飢餓素是有相關連性，這意味著當你體重減少時，身體會想辦法讓你恢復原狀，就是靠分泌更高量的飢餓素，讓你有更多的飢餓感，激發你身體發出想吃的訊號和渴望，也因此在減重過程中，才會需要更強的意志力去對抗。「這個手術就是在告訴沒有定力的人如何去選擇減重，不要浪費時間，因為這是唯一直接又快速的方便，重點是比較不會復胖。」小慧以身試「術」，減重縮胃手術一年後，她成功減掉 36 公斤。

同樣面對復胖這道難解的習題，阿偉告訴我的是「代餐是他嘗試的方法最有效果的一種」，因為已經找不到任何適合他的方法去執行減重目標。事實上，減肥吃代餐原本就不是一道是非題，而是選擇題，所以我更加強調的是對代餐運用的正確認識，當藉由代餐達成自己預定的體重目標時，並非一昧的依靠代餐去維持體重的效果，而是開始注重均衡飲食與規律運動，否則減重到最後很容易失敗收場。

其實減重不應該是很累的事，只不過肥胖患者往往耗費大量心神體力，光是要精準計算食物熱量比，本來就易使人疲乏，有的人還得每天運動數小時，花那麼多時間難免會讓人有

了想放棄的掙扎與念頭。

那麼減重成功後的復胖機率多少呢？根據減重手術後的復胖定義在手術後一年體重回升占減去體重的 5％，術後一年半至兩年體重回升占減去體重的 15％。只要在減重手術後，確實配合個管師與營養師飲食衛教，並隨著體重遞減加入適量的運動與重訓，不只完成減重目標指日可待，以前最擔心發生復胖的困擾也會變得庸人自擾，就像元遠重新建立飲食習慣，不再暴飲暴食又催吐，減重手術瘦下來 30 公斤，術後兩年依然保持 80 公斤的漂亮成果。

所以我常跟病人說：「減重手術不是萬靈丹，但它可以說是讓減重變得簡單。」

◀術後飲食運動雙管齊下，也能雕塑出超完美體態▶

在減肥花費上，女孩們做過抽脂相關的醫美手術亦不在少數，但有不少人誤將抽脂手術當作減重手術。抽脂不是減肥，還是必須以正視聽，抽脂是為了雕塑體態更完整完美，也就是體雕方式之一而已。

關於體雕，依照以往減重手術前的諮詢來看，減重手術後的皮膚鬆弛問題，是不少肥胖患者會擔心的部份。對於是否一

定都要除皮？其實絕大多數減重後的病人，皮膚鬆弛的情形都可維持在可接受的程度，少數狀況嚴重的，以目前的技術，都可用手術方法，來達到滿意的結果，然而每個人的狀況及嚴重度都不盡然相同，術後的營養狀態也因人而異，曾是胖美女選拔冠軍的 Abby 就說過，不是做完減重手術就會自動變瘦，而是要瘦得漂亮。

Abby 從術後慢慢增加運動強度，健身房、重訓、有氧堅持不懈，比起以往不只大大提升肺活量、肌肉力，皮膚因重訓而更加緊實，連贅皮都不用煩惱，甚至減重之前的梨形身材還因此雕塑出完美體態。而原本體重高達 124 公斤的李志豪，也是認真依照建議，等瘦下來時才恢復跑步、強化肌肉，大幅改善令他困擾許久的骨質疏鬆問題。

常有人說，「錢能解決的問題都不是問題」。這句話，不知道害了多少人！否則怎會有那麼多人，嘗試過那麼多種減肥方式，卻依然只會感嘆花了冤枉錢。聽聽 Abby、元遠、阿偉、李志豪他們每個人減肥花費少則五、六年，也有像小慧從十八歲開始斷斷續續減肥十多年，「這些年買減肥藥、吃代餐、做藥物治療的錢，來做減重手術早就綽綽有餘了」，雖然減重這條路繞了點遠路，最後一切都是值得的。

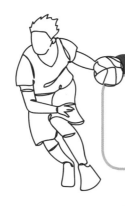

高血壓和糖尿病相關個案

做好體重管理
遠離高血壓糖尿病

當「肥胖者」遇到「高血壓」、「糖尿病」時。

近年來糖尿病的人數快速增加，根據統計臺灣有接近 200 萬人罹患糖尿病，世界衛生組織亦指出，全世界糖尿病罹患人數愈來愈多，尤其青少年肥胖比例較同期高的情形下，罹患糖尿病的平均年齡甚至還繼續呈現往下降的趨勢。

除了高達 80％以上的第二型糖尿病都與肥胖有關，研究亦證實，每當體重增加 1 公斤，血壓就會跟著增加 0.8mmHg，體重與血壓有正相關性，因罹患高血壓而產生心血管疾病，心肌梗塞、中風風險就會提高。

傳統糖尿病治療包括飲食、運動及藥物治療，但效果有限。病態性肥胖最有效的方式仍是外科減重手術，醫學統計顯示糖尿病手術治療的效果較傳統內科治療效果好，有 50％至 80％的病患可以得到完全緩解，除了可以有效控制血糖外，還可以改善因高血糖所造成的腎病變、視網膜病

變、神經病變及心血管疾病等。

針對高血糖患者的治療方式，由於是採取微創手術，首先病人無須擔心傷口問題，而在手術過後，病人血糖開始降下來，就會安裝皮下血糖偵測儀，定時監測血糖狀況，並定期配合新陳代謝科的藥物調整。但要注意的是，減重手術後，勿將以前的血糖藥物正常服用，有可能因此發生低血糖、甚至導致昏迷的情況。所以「術後三高門診服務」在減重門診是相對必要的。

最重要的還是要提醒糖尿病患者，即便手術過後，血糖恢復正常，仍要遵從糖尿病飲食衛教，維持正常的糖尿病飲食，才不會再惹糖尿病上身。

■ 肥胖讓糖尿病高血脂高血壓找上門 ----------
■ 減重手術後控制飲食減掉近 50 公斤 ----------
■ 瘦下來後精氣神變好對身體更重視 ----------
■ 吃健康食物愛運動愛家人愛做家事 ----------

說起自己這次減重的起因，徐錦昌笑說，「不是有句話

說一語驚醒夢中人嗎？我真的就是這樣」。想起某天午後的小憩片刻，酣睡中的他竟做了一場夢，夢裡的情節已經模糊了，但那時卻閃過一個念頭，突然警覺到自己這樣肥胖的身體太糟糕了，上有 80 多歲老母，下有 16 歲獨生女，「我不可以中風，這樣一家老小誰來照顧」，徐錦昌說起當時擔心害怕遠遠勝過於衣食無缺的富足生活。

出身窮苦家庭長大的他，其實兄弟姐妹都是瘦骨嶙峋的身材，包括他自己小時候也是清瘦的體態。所謂男大十八變，大概是從他出外打拼事業之後，整個人體態開始走鐘了。

該是四十不惑的年紀，生活的經歷多少磨去了些激情，多了沉穩，但那時候卻是他事業起飛期，交際應酬、夜夜笙歌、暴飲暴食，極度不規律的生活作息，不知不覺慢慢一直胖起來，也緩慢地改變了他身體機能。「我有糖尿病已經 10 多年，才 41 歲就開始打胰島素，也打了 10 多年了」，三酸甘油脂、高血壓各種慢性病也幾乎無一倖免。

「看到體重破百時，我其實還沒覺得害怕」，後來嚴重的內分泌失調，體重逼近 130 公斤，胖到他自己都嚇到了，「肥胖容易中風，那樣賺再多錢也沒意義」，為了不讓家人擔心，也為了自己健康，徐錦昌那天如夢初醒，大徹大悟，當天晚

上就即刻上網 google 減重中心門診相關資訊。

　　關於減重的決心，就像他當初創業只准成功不許失敗的固執一般，「我以前做生意，就是人家說的破釜沈舟，甚至也跟我父親說了我沒成功就不回來」，短短三個月瘦下來 30 公斤的他，對自己從 130 公斤減重到 81 公斤的體重，可說是做到了嚴以律己的程度，「只要體重計多了 0.5 公斤微幅波動的誤差，我就會警惕自己要控制回來，我不想像以前暴飲暴食那樣過日子了」。

　　減重手術後帶來的輕鬆，讓徐錦昌就是像人逢喜事精神爽。談起以前打高爾夫球時，杆弟和高爾夫球車一定要隨侍在側，因為光是走路到果嶺太累太喘了；「我很胖的時候，真的很討厭穿西裝，尤其是還要打領帶」，因常要應對客戶、交際應酬，他還浮誇地形容夏天穿西裝簡直就是酷刑一樣。

　　瘦下來的他，對身材管理倍加重視，不只飲食上慎選健康食物，以前避之唯恐不及的走路和做家事，現在更成為他最熱衷的日常活動，「假日我最常去壽山步道，一走就是三個小時，愈走愈快、愈舒服，這是以前的我是完全無法想像的」，平時只要有空，家裡的拖地、洗碗、打掃陽台，他也做得樂此不疲。

　　「你的 LINE ID 叫做胖達人喔？」似乎是從沒被人問過這一題，徐錦昌先是愣了一下，一邊笑著解釋以前胖得過於形象了。再次聊天時，他把 LINE ID 頭像換成了超人氣動漫《鬼滅之刃》主角炭治郎，不再是別人眼中的胖達人，他要把自己活出帥氣的老頑童。

宋醫師處方箋

做生意幾乎很難避免應酬，應酬文化對於糖尿病的控制的確是不良的。那麼糖尿病患者面對應酬時，可以怎麼做？其實還是有些經驗法則的因應之道，比如不宜空腹喝酒、控制飲酒量、儘量選擇酒精度數低的酒、邊喝酒邊吃菜要慢慢喝。當然最好就是戒酒，或即使必要喝的場合，盡量以茶代酒。

很多人會擔心，一開始打胰島素就要用一輩子？看看徐錦昌的例子，他在 30 多歲就確診罹患糖尿病，41 歲即開始打胰島素。糖尿病得以在減重手術術後藥物減量，減重手術確實有可能讓你脫離胰島素。

■ 患有高血壓非酒精性脂肪肝炎 ----------------
■ BMI60.8 步行吃力開車易打瞌睡 ------------
■ 超級肥胖還曾把人字梯給踩彎 ------------
■ 術後和飲食控制減掉一半體重 ---------------

「其實說到要開刀，哪有人不會有點擔心害怕！」書造來看診看了一年多，也因為身邊有同僚正好完成減重手術，他就默默觀察那位同事的改變，也才下定決心去做減重手術諮詢，猶記得當時還有提出「如果老了有沒有什麼後遺症」的問題，醫生給了一句再白話不過的回答，「如果不做的話，也不用想到要有多老這件事了」。

那天被輕輕地扎了一針，也許對醫生而言是最簡單明瞭的解釋，「但我印象超級深刻的，那時醫生對我說了一句『一針見血』。」當下書造就決定要減重手術了，想想難為情地笑說自己「三思」的時間有點久。

習慣是一件很可怕的事，因為習慣，會覺得理所當然。從國中就破百的體重，很長一段時間裡一直維持約 140 公斤，長久下來讓他近乎對數字麻痺無感，之後更完全沒有再量過體重了。「我是因為有一陣子走路都會抽筋，才去量體重，

看到 183 公斤真的有嚇到」，他說。

　　書造算是胖子界裡所說的靈活的胖子，重達 183 公斤體重、高達 BMI60.8 的超級超級肥胖等級，他卻非常熱衷民俗廟會，「有時候我會去參加廟會陣頭，那種都要走一天的」，因為是興趣，所以他不覺得疲累，但實際上，和平常人比較起來，體重帶來膝蓋負擔很沈重，長距離走下來很吃力，尤其 30 多歲後會感覺自己力不從心，不比年輕時有熱血就夠了，「走路走到那種像快要抽筋一樣，只要走 1、2 公里，我都需要稍微休息一下了。」

　　即將來到人生四十不惑的年紀，書造也重新審視自己的過去、想像自己的未來，「覺得自己年紀愈來愈大，還有身邊友人也都勸我要好好照顧身體，不然有個萬一，會給家人帶來很大的負擔煩惱。」聽他聊起從年輕時就過著日夜顛倒的生活，閒不住的個性更讓他喜歡到處趴趴走，交友廣闊，也因為生活作息不正常才變得更胖。

　　「我有高血壓，另外還有非酒精性脂肪肝炎」，書造很清楚肥胖帶來自己身體上的病徵。雖尚未遭遇千鈞一髮的險境，但體重過重的身體帶來的疲倦，使他開車容易打瞌睡，也曾經把人字梯踩彎了，為了避免危險受傷，工作上得有求

於人。「明天和意外，你永遠不知道哪個先來」，這個念頭讓他不再對減重手術有所猶豫，不只提醒自己珍惜當下，更該為生命態度盡力而為。

　　和積弊已深的生活習慣拔河，是一場持久戰。「畢竟手術只是一個過程，最大挑戰是飲食」，聽他侃侃而談聊起減重心得，連以往重口味的飲食習慣變成吃得清淡，「如果嘴饞想吃肉的話，我就是咀嚼咬一咬嚐嚐味道就吐掉了。」

　　經過胃繞道手術治療之後，現在的書造減重下來足足是術前體重的一半，他笑著說「我瘦下來之後，超多朋友認不出我了，也有人覺得我很面熟但不敢來相認的」。一下子說自己失戀，一下子說別人眼睛業障重，只要一開口，依然還是朋友眼中的開心果。

宋醫師處方箋

書造 BMI 高達 60.8，在肥胖分級上，BMI 超過 60kg/m2 以上稱為超級超級肥胖，書造即屬於超級超級肥胖等級。依照文獻，以超級超級肥胖患者而言，腸胃吸收限制型的減重術式，如胃繞道或迷你胃繞道

手術效果仍優於胃縮小手術。

肥胖病人當你沒有 B 肝、C 肝，也沒有喝酒，但你的肝指數為何會飆高？那有可能是非酒精性脂肪肝炎所造成的，而非酒精性脂肪肝炎有約 10％的人會發展成影響肝功能的肝硬化，進而惡化成肝癌的風險。

- 15 年的減肥史失敗收場‑‑‑‑‑‑‑‑‑‑‑‑‑‑‑‑‑‑‑‑
- 還演變成糖尿病慢性病‑‑‑‑‑‑‑‑‑‑‑‑‑‑‑‑‑‑‑‑
- 和女兒相約做減重手術‑‑‑‑‑‑‑‑‑‑‑‑‑‑‑‑‑‑‑‑
- 母女一起迎回美麗人生‑‑‑‑‑‑‑‑‑‑‑‑‑‑‑‑‑‑‑‑

「像我這樣年近半百才開始攻百岳，應該說起來很勵志吧！」蘇媽媽一臉燦笑地聊起自己的改變。從小並非易胖體質的她，是在結婚後因賀爾蒙失調，經期不順，服用黃體素調經劑，三年下來帶來肥胖的副作用，現在回想起來，她又是一番直爽的告解，「我不知道吃黃體素會變胖，如果知道的話，誰會去吃啊」。

回顧自己的減肥史，蘇媽媽還真是笑淚摻半，光是前前

後後自己找到且嘗試減肥方式算算應該有 15 年了，不只以前為了某家減肥門診可以排隊等上大半年，連網購的減肥藥也在買，最誇張的是有一次還接到警察通知，原來是警方破獲不法組織販售安非他命的減肥藥，傻大姐個性的她哈哈大笑地說，「我竟然沒有嚇到，心裡只想著還好有錢拿回來。」

　　像是吃了誠實豆沙包，她倒是招認之前幾乎都是用藥物嘗試減肥，還一邊解釋胖的人不會想動，更別說運動了，「如果躺在那邊不用幹嘛都可以瘦，那樣最好，我就是懶人療法。」聽她說完，真的有種被她打敗了的感覺。

　　「反正拖久了也是要動手術的話，那幹嘛一直觀察看看，我現在是後悔當初應該早一點動這個手術的。」畢竟一般人想到開刀，還是心裡會害怕的，她後來當機立斷決定要做減重手術，也是因為被檢查出嚴重的糖尿病，糖化血色素非常高，還有蜂窩性組織炎，「之前身上長了一個瘡，割除後塗藥一直沒見效，還因此住院 9 天，胰島素也打了 9 天，也是在那次住院時，我才開始認真思考我要讓自己身體血糖那麼高嗎？」

　　減重 30 公斤的她，整個人看上去神清氣爽，「瘦下來生活品質完全不一樣，像另一個人生，顛覆很多朋友的想法，

比如我怎麼會去爬山」，蘇媽媽笑說自己個性激不得，尤其開完手術後，身邊有些人都會看衰，說什麼四五年就會復胖的風涼話，「我絕對不要給人瞧不起、取笑，因為很多人就是在等著看我復胖」。

她瘦到 80 公斤時，從簡易的郊山步道走起，如今玉山、奇萊山已經可以單攻一天來回，山齡僅僅六年的她更已經累積攻下 20 多座百岳，爬山變成她的興趣，跑步則是她的日常，每天慢跑 6 公里，找回更健康的身體。比起以前頹廢的樣貌，現在的她生活有幹勁、有目標，「一個胃會影響全部的生活很奇妙」，聽她神來一筆的形容，真是讓人會心一笑。

不只想要自己減肥一勞永逸，蘇媽媽乾脆和女兒一起來減重諮詢，「我女兒那時候比我還胖，她體重有 98 公斤，所以我跟她說，妳老娘有糖尿病，妳以後就可能也會有」，人家說的刀子嘴、豆腐心，在她身上真是表露無遺。

這對母女檔後來一起做了減重手術，一起迎回美麗人生，「我女兒瘦下來很漂亮，她是國樂老師，主修琵琶樂器，現在是婚禮主持，外貌氣質不可同日而語了，而且她們夫妻感情變得很好」，蘇媽媽岔開話題聊起了媽媽經，對自己為女兒幸福幫忙推了一把，又感動、又驕傲。

宋醫師處方箋

蘇媽媽原本糖化血色素（HbA1c）8.2，血糖控制不佳，經減重手術後，糖化血色素（HbA1c）降到5.3，也代表恢復到正常人的糖化血色素檢測值為4到6.5%之間，糖尿病緩解痊癒，也無須依賴注射胰島素；更重要的是讓她膝蓋負擔減少，加上適當的重力訓練，爬百岳不是夢，多麼勵志啊！

當你是肥胖性的糖尿病患者，即便身上一個小傷口，都可能會造成蜂窩性組織炎。

- 每天要吞 10 多顆慢性病的藥 ----------------
- 從降血脂尿酸高血壓糖尿病 ----------------
- 術後個管師營養師陪伴協助 ----------------
- 改變飲食習慣重回身體健康 ----------------

和雅誼第一次見面時，她沒有大多數肥胖患者鬱鬱寡歡的模樣，「我是一個很幸福的女人，雖然我很胖，可是我先

生很疼愛我，也有三個兒子和可愛的小女兒」。早婚的她笑說自己很喜歡小孩，覺得家裡有兄弟姊妹是一件很幸福的事。

只不過懷孕的過程，對雅誼來說備受煎熬。「我家老二、老三和小女兒都是在妊娠高血壓的狀態下，冒著極大風險懷孕產下的」，聽她回憶起七年前又懷了女兒，原本去產檢卻慘遭醫師明面上是勸說、暗地裡不無斥責之意，即便事隔多年，她仍能字字句句還原當時的情景，「妳已經生三個了，妳這麼胖，血壓這麼高，妳還要生？妳會死妳知道嗎？」心慌又無助的她眼淚撲簌簌流了下來，茫然到不知道自己該怎麼辦。

「我高中一年級體重 57 公斤，是我體重最瘦的時候」，16 歲結婚生子之後，直至 39 歲來做減重手術之前，雅誼在這 20 多年間不只生了四個小孩，體重站上破百從此下不來，還因為肥胖帶來的身體不適，讓自己變成名符其實的藥罐子。

不只懊惱妊娠高血壓，除了大兒子是自然產，其餘三個孩子都必須剖腹產下，一出世就是早產兒，讓雅誼把自責化為更多的母愛，全副心思照顧四個寶貝。「我很容易生病，經常感冒、抵抗力弱，大病小病不斷，高血壓也一直讓我很難受，還有糖尿病前期徵兆」，比起很多人因為想變漂亮才

去動手術，雅誼說自己真的只想要變得健康，「我每天吃藥，覺得自己渾身不對勁，一天都要吞 10 多顆藥，降血脂、尿酸、高血壓，我不想要一輩子吃藥。」

「我一直以為縮胃手術做完，隨便都會瘦，後來發現如果自己不認真控制飲食，挑選健康的食物，不但會瘦得不好，人也會變老。」術後從 116 公斤減到 78 公斤，因為個管師的耐心陪伴與營養師引導改變飲食習慣，她認為自己減重這一年最大的收穫，就是從中學習建立正確的營養知識。

「現在大家看到我都會問『哇……妳怎麼瘦的！』，聽到有人說我變年輕了，心情當然也好美麗啊！」聽雅誼一邊開玩笑說，連鎖骨都看得出來了，而且現在也沒有只有大尺碼衣服選擇的困擾，「我本來要穿 42 碼鞋子，瘦下來後只要穿 39 碼的，我覺得很不可思議，連鞋子都可以穿得正常，不用穿加大尺碼的了。」

對雅誼而言，減重手術後最重要的是，發現自己高血壓居然正常了，「我本來看著別人成功案例，也不相信自己會做得到」，但是術後半年，一次次抽血報告看到身體機能循序步入正常，身體慢慢恢復健康。「我相信，我可以陪我女兒長大了！」看著手機裡的全家福照片，彷彿世界再大，這

就是雅誼的全世界。

宋醫師處方箋

妊娠高血壓是孕婦常見的併發症。什麼是妊娠高血壓？簡單來說，就是孕婦過去不曾有過高血壓的病史，因為懷孕而引起高血壓症狀。由於血管收縮的影響，以致胎兒在子宮內所獲得的營養不足，胎兒出生體重會降低。而孕婦發生血壓上升的時間愈早，對胎兒的影響也就愈嚴重，假若母體高血壓嚴重時，使用降血壓藥物也無法適當的控制血壓，為免得孕婦發生子癲前症或子癲症，醫師多會建議提前生產，也是造成新生兒早產的主因之一。

- BMI58.4 肥胖界的超級天王 --------------
- 因家族擁有遺傳慢性病史 --------------
- 決心做減重手術贏回健康 --------------
- 並變身為老婆的理想情人 --------------

　　長相超級童顏的治穎，講起話來帶著娃娃音，性格也是天生可愛，初見時真不覺得眼前這個大男孩是 40 代了。和他才聊了三兩句話就像點到笑穴一般，咯咯的笑，問他什麼總是回答「還好啦」，想起他的形象時，其實會聯想到胡適筆下的差不多先生，有的人是性格決定命運，在治穎身上，大概可以類推成性格決定體態吧！

　　治穎體重 168 公斤，BMI58.4 檢測出屬於超級肥胖的肥胖等級，一般人聽來有感的數字，他卻一貫的回答說「還好啦」。想了想，自己應該是國中時才胖起來的，加上很愛喝飲料，高中時體重就破百了，自此之後再也沒有瘦下來，超過 150 公斤體重更維持超過五年之久了。

　　「我其實是那種人家說的靈活的胖子」，治穎很清楚肥胖常常帶給人笨重動作慢的刻板印象，但他手腳俐落，活動力也不差，「可能就是這樣，我才比較沒有警覺性」。抽血

時有將近 2/3 項目都超標了，滿江紅的數字讓他看得心驚膽顫，三十而立的年紀就需要服用控制高血壓的藥物。

陪在他身旁的太太平時不怎麼嘮叨，這會兒一秒變身管家婆，趁他又是喜劇人上身，一邊把話題拉回來地說「因為他爸爸媽媽都有糖尿病、高血壓，其實我們也怕遺傳。」

有一句經典名言是這樣的「能躺著，就不要坐著。能坐著，就不要站著。」治穎笑說那真的是他下班時最真實的狀態，胖的人比起一般人容易覺得累，常常一回家只想攤坐在沙發上，「我爸媽就是這樣看不下去，所以一直催促我去開刀」。

可別看 30 多歲體能已大不如前，工作長期累積下來的生活作息，漸漸地已在身體上浮現出不良反應，搬重物時，雙腳承受的壓力愈顯吃力，爬兩、三層樓梯時，竟然會喘到上氣不接下氣，又比如午休時間有限，他一向吃飯吃得特別快，即便減重手術後必須吃得少、吃得慢，他有自知之明「這個習慣得改，但很難改掉」。

身旁的太太是他的賢內助，每天都會為他打理減重術後飲食。「我以前胖胖的樣子，我老婆都說我很可愛」，聽他

暗戳戳地曬恩愛，實在是可愛本愛。雖然總是嫌他的衣服很難買，但每天晚上約定陪他一起走路一小時，術後一年迅速減重到兩位數，「看到體重計 99 公斤時，老實說都不太敢相信這真的是我嗎？」

打開 LINE 頭像的照片，是到韓國旅行，和太太一起甜蜜入鏡的合照。「以前太胖了，外表不好看，根本不會想看自己的舊照啊」，他才想起自己已經很久不看以前的照片了。「我這次瘦下來，我太太說她等於重新認識一個新的我，而且她還希望我再瘦一點，這樣才是她的理想情人」，看著治穎夫妻倆打情罵俏超合拍，執子之手，與子偕老，應該就是最美的愛情了吧。

宋 醫 師 處 方 箋

治穎 BMI 高達 58.4，屬於超級肥胖。超級肥胖是一種什麼樣的概念呢？根據世界衛生組織（WHO）與 American Society for Metabolic and Bariatric Surgery（ASMBS）於 1998 年及 2000 年發布的肥胖分級，以 BMI 做指標，從 Normal, Super obesity 到 Super-super obesity 一共分為 8 個等級，超級肥胖 Super obesity 的

定義為 BMI>50 kg/m2，超過理想體重 235%。

根據研究證實，體重每下降 1 公斤，血壓就會跟著下降 0.8mmHg，若像治穎屬於超級肥胖病人，他體重減重 70 公斤，等於血壓就下降 56 mmHg，也就無須再服用高血壓藥物。只不過需留意的是，術後必須定期監測血壓，來調整血壓用藥，以避免血壓太低的情形。

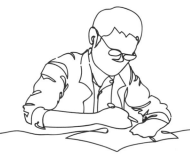

宋醫師診療室

身體有高血壓、糖尿病的人，當然不一定都是肥胖；但實際上，大約八成的糖尿病患者都同時有肥胖或體重過重的問題。有些人已經和糖尿病共處十多年，像是徐錦昌、蘇媽媽，幾乎個個都是藥罐子，有的人則在醫師叮嚀糖尿病前期就開始擔心受怕。

這種所謂生活習慣病，諸如高血壓、高血脂、高血糖、心臟病，也算是現代文明病，肥胖加上糖尿病在醫學上後來還有「糖胖症」，尤其糖尿病人口快速增加，甚至有年輕化的趨勢，二十幾歲的年輕人也得了糖尿病，早就屢見不鮮。

◀ 用心體會對方需求，就能找到圓夢解方 ▶

不妨試著想想，一個糖尿病控制不了的人，能有足夠頑強的堅持與毅力去挑戰攀登百岳嗎？看看蘇媽媽，她就做到了。

經營早餐店的蘇媽媽抽血檢查出糖化血色素高達 11.9，比正常值 5.6 多出兩倍以上，她甚至從來不知道自己是糖尿病患，先前是因為蜂窩性組織炎住院治療，才知道自己血糖高得嚇人，才真正感覺被糖尿病嚇到了的真實感。

蘇媽媽因為早餐店工作長年久站成疾，一直飽受膝蓋疼痛所苦，來做減重手術諮詢時，除了嚴重糖尿病情，也對自己的膝蓋病變忍無可忍。而令我印象最深刻的是，當時她提到她心中有一個夢想，就是她想要去爬山。

每個肥胖病人來接受減重手術這一步，必然有其自身考量，有的人是家庭經濟支柱，徐錦昌就會擔心自己有個閃失、有個萬一：治穎、書造正值壯年，很快的，時間就不站在自己這邊，他們想到的是為老後生活作準備。所以在減重手術之前，我會進一步瞭解病人有什麼夢想，如此一來才能擬定術後的飲食調整方針，這其中還包含幫助病人圓夢的全盤考量，人同此心，心同此理，是我一直念茲在茲的同理心。

蘇媽媽如果只是單純想要瘦下來，比如減重 20 或 30 公斤，那就又不一樣了。所以藉由縮胃手術去治癒她的糖尿病，一年之內瘦下來 27 公斤，她非常自律達成目標，因為體重減輕，原本上半身重量壓迫導致的膝蓋疼痛獲得明顯的改善與緩解，

術後三個月減掉原體重 20%，此時可以開始進行一些較高強度的運動，去逐步增加肌肉量。

很多人常會向我提出節食減重會不會引發肌少症的疑問？從蘇媽媽可以在減重之後挑戰攀登百岳，且短短六年完成攻下 20 多座百岳記錄，足以可見減重與肌少症不必然相關連。一般在減重過程發生肌少症，通常是因為節食方式錯誤，造成肌肉流失，使得下肢功能較差，人也會顯得較無力、疲倦。

所以我們團隊教育她如何透過適當的飲食去提升肌肉量、降低體脂率，經過半年的飲食調整與瘦身階段性目標，讓她的肌肉量不降反升，體脂率逐漸下降，加上培養運動習慣，不僅膝蓋疼痛不藥而癒，體能更好，肌耐力也更強。糖尿病與膝蓋病變兩種最不利的病痛在自己身上，也讓人望之卻步，看看蘇媽媽的減重歷程，曾幾何時，攀登百岳不是夢，而是一步一腳印實現自己的夢想。

◀ 疾病可怕但不應該懼怕，做好體重控制贏回健康 ▶

我常告訴病人，體重管理是控制血壓的一大關鍵，尤其體重過重可能會增加心臟負擔，而增加高血壓的發生率！同樣進

行微創縮胃手術的雅誼，是四個孩子的母親，因體重過重而有妊娠高血壓與子癲前症的病史。

　　就像體重過重的案例，容易產生三高（高血壓、糖尿病、高血脂）的代謝症候群。如果孕婦體重過重或肥胖，產生妊娠糖尿病、妊娠高血壓，甚至與一些症狀合併發生子癲前症的機率，都會比正常體重的孕婦大。

　　雅誼回想懷孕的過程，聽到她說在懷胎四個月時才去產檢，嚴重的妊娠高血壓讓產科醫師當場明白告知無法幫她。從老大懷胎產下之後，從此開始一直服用控制血壓的藥物，懷孕時掛的是高危險妊娠的門診。醫者父母心，設身處地代入雅誼的處境，「試想 20 多歲原本應該是生產最好的年紀，卻被醫師退貨，這是很可怕、很無助的。」

　　當我問起雅誼減重前後覺得差別最大是什麼？她不假思索的回答「健康」，一邊精神抖擻地說著：「我現在都沒有吃血壓藥，胃藥不用常吃，只要放慢步調就會好很多，尿酸、血壓、膽固醇也都正常，現在就是補充綜合維他命、鐵劑就好，這是最棒的」。

　　許多人會擔心，糖尿病人一開始打胰島素就要用一輩子？確診高血壓就必須吃藥控制？這些擔心當然其來有自，在慢性病人中是非常普遍存在的。若長年與三高藥物為伍，多數人往往到最後就是認命了，把根除慢性病視為不可能的任務；也因此肥胖病人沒想過的是，經過減重手術與正確的營養衛教及持續的術後追蹤，三高慢性病竟然可以不藥而癒。

　　我想，談到疾病當然可怕，但不該懼怕，肥胖病人面對高血壓、糖尿病，就是要釜底抽薪，與其被藥物控制，不如主動出擊控制自己的人生。

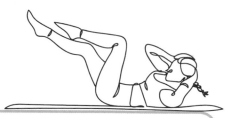

身體疼痛相關個案

只要減輕身體重量的壓迫就能大大緩解身體的疼痛

當「肥胖者」遇到「身體疼痛」時。

因為地球有重力，才可以保持我們站在地球上不會飛起來；但也因為有了重力，我們身體重量加諸在骨骼關節面的承受自然有壓力，造成我們所有關節面都會產生痛覺，所以肥胖的人常常會導致膝關節痛、腳踝痛、坐骨神經痛，在治標不治本情況下，一昧地注射類固醇、服用止痛藥，最重要的還是要讓體重減輕，才可以達到緩解對關節的傷害。

「你現在140公斤不要去運動喔！」這不僅僅是醫師常對患者耳提面命的一句話，也是出自醫療的專業建議。「當你要減重到合理目標時，漸進式地搭配一些肌肉訓練，讓你的肌肉強度變得緊實，再輔以適當的運動，才是正確的減重規劃。」

言下之意，就是並非140公斤就不能運動，而是要有所選擇，亦即選擇降低重力影響的運動，例如你可以選擇游泳，因為游泳有浮力；又或者常有人問140公斤走路為何不好？醫師為何不建議走路？因

為正常走路每小時約可消耗 220 大卡，唯有快走才能大量消耗身體卡路里，然而快走的話，膝關節就會受不了。

這也是減重術後初期多數先建議著重重量訓練的運動類型，因為重訓只有局部關節與肌肉的承載，而不受重力影響。簡而言之，就是體重仍過重時，不是不能運動，而是在運動的過程中，不能因為重力造成身體的傷害。

減重手術治療上，將與骨科、復健科醫師搭配，瞭解病人的膝關節軟骨、韌帶受損情形，待體重降到目標值再進行評估修復必要性，但若受損情形並不嚴重，則可藉由復健科的電波療法、紅外線療法或牽引等等後續物理治療，來緩解身體疼痛。

■ 過胖體重造成身體多處疼痛 --------------
■ 術後減重坐骨神經痛不再痛 --------------
■ 足底筋膜炎膝關節腫痛康復 --------------
■ 膀胱壓迫漏尿失禁不藥而癒 --------------

「因為胖的樣子實在太久了，我覺得自己都沒年輕過一

樣，幾乎都穿寬鬆的衣服，真的就是一成不變，後來想想，被叫做『黃臉婆』真的就是這樣子。」梅姐來看診時，就像個大媽性格聊起家長裡短，一邊說著自己個性太樂觀了，所以才會胖成這副德行。

話鋒一轉，雖然說自己心寬體胖，卻又解釋自己不像年輕女生是為了漂亮才來減重的。接著聊起她去過的醫院、看過的門診，雖不至於到了族繁不及備載的程度，但也是南北奔波到處折騰，年近半百的年紀，已經這裡痛、那裡痛的。

「我因為坐骨神經痛，有一次已經痛到沒辦法走路，骨科醫生說我一定要減肥，不然就要開刀了」，聽她把骨科醫生的話重述了一遍，「就是『椎間盤突出』，妳的髖骨因為身體太重而導致磨損，已經壓迫到腰椎四、五節了」。她笑說光是為了骨科，就換了三間診所，不同的醫師都給出了相同的建議，「都是叫我要減重，還叫我要運動」；甚至為了緩解疼痛難耐，她還專程北上接受高頻熱凝療法。

除了椎間盤突出，體重近百的重量使她同時有足底筋膜炎與膝關節腫痛的老毛病，只要痛起來，她就到中醫診所去做針灸，「腳踩下去就會痛，因為會痛就不敢動，然後變成只想坐著，一坐下來就是坐一整天，就又引發坐骨神經痛」，

對自己身體疼痛描述得鉅細靡遺，聽她用「牽一髮而動全身」來形容還真是貼切。

　　「那時候情緒就非常煩躁，常常要為了解決身體的這些疼痛到處跑醫院，壓力又很大，只能靠吃來紓壓，進而加深這種惡性循環的無力感」，骨科、泌尿科、神經外科讓她到醫院看診，宛如家常便飯。因為經營早餐店，長時間工作久站，無以負荷肥胖體重帶來的負擔，先是浮現靜脈曲張的職業傷害，後來膀胱受壓迫還會漏尿，「就連泌尿科醫生也叫我要減重，情況就會改善」，想想自己以前難以啟齒的狀況，說到底都是「肥胖」的問題。

　　術後減重之後，坐骨神經痛、足底筋膜炎、漏尿失禁情況全都不藥而癒了。有趣的是，瘦下來的她身高還因此長高了，聽她一邊笑著說「人家都是老倒縮，我可能因為太胖了，所以都沒有抬頭挺胸」，現在身高量起來 165 公分才是真實的她。

　　梅姐想起以前的自己抗壓性低，總想靠吃來紓解壓力，一邊笑說「我小時候明明是個瘦子啊」。直到懷孕第二胎生完之後，飆升的體重再也回不去了，術後飲食大幅改善，不只為她自己，也為家人量身打造全新的生活習性，「我以前很愛湯湯水水的食物，老公、小孩怎麼可能不跟著胖」，如今全家人飲

食也一起吃得健康，聊起家人特別開心的她還不忘嘉許自己，「我現在已經瘦到 58 公斤，比我結婚時還瘦，連我老公也覺得換了一個老婆回來喔」。

宋醫師處方箋

梅姐因肥胖導致的髖關節退化性關節炎、坐骨神經痛、足底筋膜炎，為了緩解疼痛，十多年下來花費相當多的醫療費用，還因此健保就診次數多到驚人。經過縮胃手術成功減重之後，坐骨神經痛、足底筋膜炎都不藥而癒。

■ 從小求學飽受霸凌不公平待遇 ----------------
■ 感情上總甘願當工具人被利用 ----------------
■ 瘦下來後穿上生平第一套西裝 ----------------
■ 騎上重機載女友兜風不再是夢 ----------------

「有一次，我在工地工作，一個沒留神滑倒撞到後腦杓，

醒來後才知道是九個工地工人一起把我扛出來」，上傑戲謔般地說起過往的糗事，甚至後來還有一次，因為天氣太熱，又在工地暈倒了，那次同事乾脆用堆高機把他吊出來。那時候的他已經重達 150 公斤了。

　　僅僅 20 出頭的年紀，上傑說起話來，有一股超齡的老成。國中畢業就決定就業，在雲林鄉村長大，讓他很早就領悟一技之長的必要性，他告訴我，從小肥胖的體型讓他求學生涯受盡霸凌，不可諱言的，這也是他毅然選擇不升學的消極原因。

　　國小時就近乎破百的體重，到了國中階段只會面對更多更難聽傷人的話，因為體型壯大而常常蒙受不白之冤。他記得曾不經意撞到人，轉身正準備道歉時，對方的第一個反應竟是破口大罵，不由分說地使勁用腳踹他，練過跆拳道的他為了自衛還手，把對方過肩摔還特地保留力道以防對方受傷，結果老師卻咎責他以大欺小。諸如此類不公平的待遇、歧視，從小到大的求學過程不曾間斷過。

　　「別看我現在一副工作狂的拼勁，被別人說自我感覺良好也無所謂，以前我在感情上是非常自卑的」，上傑淡淡吐

露著，明知那些交往過的女孩都不是真心的，卻甘於扮演別人眼中的「工具人」角色，就算會做飯洗衣及經濟條件各方面俱足的新好男人，卻無可避免「以貌取人」的直觀偏好。

當他沮喪時也會捫心自問，即使不是外貌協會的人，但每個人都有對外貌第一印象的底線，有的人光看到外貌就懶得認識你，「胖在現代這個社會的審美觀裡，是很現實的」。就算如今減重成功，昔日感情創傷仍烙印在他內心深處，那些渺小如微塵的自卑感需要時間慢慢去撫平。

常被人問起為何會去諮詢減重手術的念頭？上傑總會像在腦海裡倒帶一遍自己的成長經歷，「我只要回想起這二十多年來所遭受的痛苦，單單一個減重手術根本不算什麼」，聽他聲調沉沉的，彷彿與自己對話一般，「這不是一般人可以體會的，真正恐懼的不會是做手術，而是過去的種種經歷才是最可怕、最致命的」。

正因為親身經歷過那種痛苦中去適應、成長、甚至麻痺，上傑能夠設身處地體會如果抗壓性不高、心理建設不夠強大，有些人很容易就走入死胡同了。以前的境遇成為他的強心針和情緒管理訓練，對生活、工作的忍受度展現高 EQ，遇事也總能沈得住氣。

　　瘦下來的他買了自己生平第一套西裝，第一次穿西裝去參加朋友婚禮；然後買了自己期待已久的重機，閒暇時就去賽道練車。以前總是羨慕別人穿得帥帥的，騎車載漂亮女朋友兜風，現在他也可以。

宋醫師處方箋

網路上常流行一句話，就叫做靈活的胖子，但事實上，並不是每個胖子都是肥胖的洪金寶，當你體重愈重，你的靈活度會愈差，工作上可能發生工安意外事故機會就會愈高。

小時候經歷肥胖羞辱，會給孩子的內心帶來很多負面影響，肥胖也成為學校霸凌事件最常見原因的始作俑者之一。所謂的「肥胖羞辱（Fat Shaming）」就是在肥胖者身上貼上不合理的標籤或惡意的描述，無論你有沒有過胖、超重的問題，都該停止增加肥胖者的慢性壓力。

- 到大陸工作談生意要靠應酬 - - - - - - - - - - - - -
- 大魚大肉菸酒熬夜加吃宵夜 - - - - - - - - - - - -
- 體重狂增身體全面提出抗議 - - - - - - - - - - - - -
- 減重養生找回人生健康財富 - - - - - - - - - - - - -

　　面對即將三十而立，小德想想「為自己的人生勇敢一次吧」。小德有著 90 後世代追求個人發展的我世代特質，大學畢業之後，他就直接到對岸工作，為家族事業接班做好準備，與時下流行的小確幸或正流行的躺平族相較之下，可能比你想像得還要務實，還要努力。

　　定居大陸已經十年了，從事旅遊業的他，免不了早已入境隨俗，「我的工作需要應酬」，一句話就點破他身體上日積月累的各種徵兆。聽他解釋，因為工作需要應酬，都是一些大魚大肉，當地飲食習慣重油重鹹幾乎都偏好重口味，吃愈多才不容易醉，於是酒喝得更多，菸也一根接著一根，又喝酒、又熬夜、又吃宵夜，加上本身就是易胖體質，光是在大陸工作的這些年，被迫在如此不良的生活形態之下，他體重就增加 30 公斤。

　　問他「那如果減重下來，兼顧事業會受影響嗎？」畢竟在那個人人都在拼搏的社會環境裡，談生意還是得靠應酬來

著的。看他一臉促狹哀怨地說，「我胖的時候很有女人緣，但在大陸沒喝酒就沒朋友，瘦下來反而快變成宅男了」。

「我覺得心態轉變就好了」，這些年歷練下來，小德愈加內斂沈穩，聽他侃侃而談「不要一直苦惱減肥下來就不能做什麼，反而可以去想現在有錢人都在重視養生，就像劉德華吃素不喝酒，很多企業家也都加入吃素行列」，因為減重而開始注重養生，小德不只在身體上、也在心理上做好萬全準備，正面思考去替代自己必須抗拒的舊習性。

回想自己一路嘗試過很多種減肥方式，例如健身、保健食品，小德沒有一絲埋怨，還反求諸己，「我自己意志力不夠堅強，不能說那些方式沒效果，其實問題還是出在人身上，總歸一句解鈴還需繫鈴人」，他笑說在一直復胖的循環裡，台灣美食的誘惑、餐廳吃到飽的服務，It's a BIG trouble！

「可別看我這樣胖胖的，我國中、高中是學跳舞的」，聊起自己的運動細胞，小德一臉自信滿滿，只不過跳舞時難免都會有扭傷，時不時就變成日後提醒自己身體的舊傷，對季節變化的敏感，加上體重增加的負擔，常常覺得自己的膝蓋、腳踝已經在向他抗議受不了。

在旅遊業經營多年，把事業打理得穩定有口碑，近年小

德更把觸角伸及命理作為副業。「這次減重其實也是一次機緣，是我的老師開導才覺悟的」，當時還未滿 30 歲的他，身體恢復期可以比較快，一旦過了 30 歲，身體代謝沒那麼好，就需要花更多時間，慢性病也會更多，「那時候老師諄諄叮嚀我要提早養生，賺多賺少是其次，健康才是你的財富。」

聽君一席話，勝過十年路。對小德而言，遇上人生的貴人是幸運的。他期許未來的自己也能成為別人人生旅途上的貴人。

宋醫師處方箋

不要以為年輕就不會罹患糖尿病。事實上，糖尿病早已不是老年人的專利，40 歲以下的青壯年，因肥胖的體重致使得病機率正逐漸上升。而年輕化的糖尿病，究其原因與飲食和生活習慣脫不了干係。也就是所謂的病從口入，包括高糖分的手搖杯、高油食物等不正確的飲食，加上缺乏運動與熬夜，都是血糖控制的不利因素。可別以為年輕就是本錢，當你用不規律生活作息肆意消耗自己身體時，只會讓你提早進入老年狀態。

■ 癌症用藥急速變胖 30 公斤 ------------------
■ 減重手術後變瘦還更健康 ------------------
■ 不僅三餐照吃甜點不忌口 ------------------
■ 從 5XL 變身 M 尺碼自信身型 ------------------

　　雖然從小就是嬰兒肥的長相，轉大人後有著身高 165 公分的個頭，又因骨架大而看起來胖碩的體態，但麗淑其實是因為癌症服藥的副作用而胖起來的。四年前因為甲狀腺乳突癌和濾泡癌開刀，服用抗生素導致體重急速飆升，一年之內胖了 30 公斤，「我知道藥物會有這樣的反應，那時候檢驗出體脂肪 BMI43，等於血液中都是脂肪，我就有危機意識了。」

　　「人生除了健康，沒有什麼更重要的」，這是麗淑內心裡的座右銘。由於罹癌緣故，對藥物服用更加謹慎，麗淑反而沒有嘗試過減肥藥，頂多只有試過靠自己飲食控制，即使原本食量並不大，但依然復胖得更快更多，「我的癌症醫師也是建議我要瘦下來，但是治療癌症的藥物只有停藥才能瘦下來，所以才會想乾脆透過減重手術方法最快」。

　　「人往往生了病，比較會對人生大徹大悟」，麗淑聊起自己的感悟，尤其因為癌症已經在一年之內開刀兩次的人，

竟然才隔一年還要再動刀，且是為了減重手術，一般人心理上肯定是排拒的。然而決心使她一往無前，就像她減重手術後達成的高完成度，可說是減重的模範生，從破百的體重一度瘦到 50 公斤，一邊笑著說「我覺得要瘦得好看，才有計畫地回復到 60 公斤」。

　　忠於享樂人生的她，依然秉持對美食的熱愛，又能與術後營養並行不悖，三餐照常吃，吃飯吃菜吃肉通通都吃，連甜點也不忌口，只不過份量從以前的 10 分飽縮減為 1/3，雖然吃得少但吃得好，她笑著說「現在吃得比較精緻，其實伙食費沒有省下多少」，淺嘗即止反而會覺得食物更美味，這道理或許是開刀過的人才能真正體會。

　　麗淑的毅力還展現在她對攝影的熱愛上，「就算胖到破百的體重，需要深入山林攀爬步道或徒步行走很遠的路程，都不會構成我拿來當作推託之詞。」長達十多年的攝影資歷，曾經一度是業餘攝影師的斜槓人生，婚禮攝影、廟會攝影、美食雜誌包羅萬象，對喜愛旅遊的她，最鍾愛的仍是自然美景，「以前都是揹著一堆鏡頭，全臺跑透透，也不覺得累」。減重手術瘦下來之後，爬山不喘了，廟會遶境跟拍也不覺得腳底疼痛了，聽她聊起攝影，整個人都煥發著光彩。

　　「曾經只有 5XL 的選擇，現在穿上 M 的心路歷程」，麗淑突然神來一筆，問著這個標題很可以吧，又一邊自問自答地說「不能買到自己想穿的衣服，這應該是每個女孩都會有的困擾吧」。大多數肥胖的人都會為了顯瘦而偏好深色系衣服，「可是我很愛穿白色衣服褲子更顯胖」，瘦下來的她終於可以無所顧忌任性穿搭，不只特意穿得很合身，連亮色系也來者不拒，比起以前不敢自拍，就算拍照也要躲在別人身後，現在她對自己外表的自信真的是落落大方。

宋醫師處方箋

肥胖致癌風險高，肥胖患者罹患甲狀腺癌是正常體重的 1.2 倍。

減重手術術後只是讓你吃得少，但一樣讓你吃得好。建議少量多餐，避免多油、多糖食物以及喝肉湯、含油質的湯和運動飲料，減重期間，攝取優質蛋白質非常重要，多補充高蛋白食物。

■ 產後體重破百及家族遺傳病史 ---------------
■ 而被醫生列為肥胖高風險族群 ---------------
■ 術後九個月就達到理想的體重 --------------
■ 夫妻感情更好也更健康更自信 --------------

「我是生了 3 寶的媽媽，懷孕前怎麼吃都吃不胖，懷孕後，身體就像是氣球一樣，喝水也腫。」聽到若潔描述自己從生第一胎到第三胎，體重直線上升到 107 公斤，期間也試過中醫調理，前一刻還能平靜以對，下一秒就略顯激動的情緒性反應，深深地嘆了一口氣，「但是一直反覆減肥，我真的累了！」

原本以為若潔深受產後瘦身所苦，不料這才僅僅是剛開始而已。「我們家爸爸是糖尿病尿毒症過世，爺爺罹患食道癌」，經側面瞭解，她才知道家族有不少人罹癌辭世，自己家族算是高風險群族，加上她本身有先天二尖瓣脫垂、閉鎖不全的心臟瓣膜異常問題，「要不是擔心自己罹患糖尿病和癌症的風險，就是煩惱自己過胖的體重，心臟真的負荷不來」。

話音才剛落下，她又想起長期忍受膝蓋肌肉疼痛，「一

開始從腳踝痛到膝蓋，只要痛感襲來，我完全沒辦法走路，都要我老公攙扶我」，也因為脂漏性皮膚炎而必須吃藥打針。以前常常節食而胃痛，隨身都需要攜帶止痛藥和胃藥，她苦笑說「人家是藥到病除，這些藥如果我再繼續吃下去，應該是藥到命除吧！」

「其實在生第三胎寶寶要剖腹產時，也被醫生告知要控制體重，以及注意水量攝取，不然我可能會心臟衰竭，可能媽媽和寶寶都保不住。」回憶當時生產過程，因為太胖、水腫嚴重，半身麻醉打了 10 幾針，甚至打到了神經，全身像觸電般抽痛，但若全身麻醉恐會危及寶寶，當時自己身體狀況接受全身麻醉也會冒著極大風險，「我懇求醫生再幫我試一次半身麻醉，幸好最後成功了，寶寶也平安的出生。」

手術後一個月，體重就減掉了 14 公斤，算算從術前的 107 公斤來到目前的 69 公斤，看她突然意識到自己竟然只花了九個月時間，臉上寫滿開心的表情一邊說著「拍照起來臉小了一號、身材也是！我真是很後悔怎麼沒有早早手術呢！」

「對於減重手術的決定，最感謝的是老公在身旁給予支持。」想起在術前陪著她提列減重手術疑問一起尋求解惑，術後陪著她一起改變飲食習慣，雖然坐在一旁的另一半始終

靜默無聲，若潔卻深刻體會「原來陪伴，才是最長情的告白」。

　　穿著短版上衣與貼身熱褲露出腰身，若潔已經開始期待自己一身接近完美的姣好身材，「以前的褲子我想留下來，過一段時間瘦到目標時，就可以拿來做比較！我更想和老公再拍一次婚紗照，製作一個超級厲害的比較圖！」這時，看她小心翼翼地瞄了身旁的人一眼，一臉機靈地笑說「減重後，比較困擾的大概就是先生很擔心或不開心，看到我自己出門買東西時被搭訕」。

　　其實減重不僅讓夫妻倆感情變好，最重要的是身體也變得更健康、更有自信了，對若潔而言，這就是幸福的代價，足以。

宋醫師處方箋

肥胖會增加罹患食道腺癌、胰臟癌、甲狀腺癌、大腸直腸癌、腎臟癌、膽囊癌、子宮內膜癌、婦女停經後的乳癌、多發性骨髓瘤等的機率，肥胖相較於一般人罹患癌症的風險多 1 至 2 倍。若家族有罹癌傾向，自主性減重對癌症的發生率確有減少的效果。

負重所造成的關節性病變，還有因肥胖的慢性發炎，

飽受脂漏性皮膚炎所苦，長期依賴止痛藥，但止痛藥傷胃，所以胃藥又愈吃愈重，這就是治標不治本的惡性循環。

- 癌症藥物迫使體重增加 20 公斤 - - - - - - - - - - - - - -
- 補償心理作用讓食量翻了 N 倍 - - - - - - - - - - - - -
- 肥胖造成足底筋膜炎胸悶疼痛 - - - - - - - - - - - - - -
- 減重術後一年成功減重 40 公斤 - - - - - - - - - - - - -

　　帶著自己烘焙的蛋糕來分享她的快樂，艾芯笑說自己快要變成黑名單了，「我家人和朋友現在都說我變瘦了，結果做一堆點心來茶害她們。」從小時候就喜歡烹飪的她，無論中式、西式料理都拿手，就連甜點烘焙上網找食譜也可以做得有模有樣，她沒有為了減重而把自己的興趣割捨放棄，廚房裡微不足道的小事，是她療癒自己的美好時光。每個人都需要有安放心靈的獨處時候。

　　「喜歡做菜的人都會邊做邊吃，我覺得可能當初也是這

樣胖起來的」，苡芯坦白自己就是一個吃貨，常常受不了美食誘惑，特愛嚐鮮，誇張程度甚至是吃飽吃撐吃到吐。從小就是易胖體質的她，其實食量並不大，但仍舊逃不過一路胖到大的宿命。

　　有句話說，「你永遠不知道，明天和意外哪個會先來？」苡芯原本體重都在 60 公斤至 70 公斤之間徘徊，但在三年前發生大量出血時，經檢查出子宮內膜癌二期，「那時候還不必做化療，幸好只要用藥物控制就可以了」，然而藥物帶來的副作用使她愈來愈胖，體重足足增加了 20 公斤。「或許是補償心理作用吧！我只要嘴饞就想吃，想吃美食就去吃」，那一、兩年食量翻了 N 倍，連自己都覺得不可置信，眼看著體重近乎破百，「每次婦科回診，醫生都會建議我要減肥了。」

　　在科技業工作的她，每天要穿上無塵衣長達 10 小時，「因為只能站著，不能坐下來，所以幾乎是我下半身在承受我上半身的重量每天 10 小時」，胖的人走路就很累、很喘，還有足底筋膜炎帶來的劇痛，除了隱忍，別無他法。有幾次還曾經感到胸悶疼痛，她也只是當作身體微恙，並沒有聯想到體重的關連。

雖然明擺著自己是吃貨，苡芯的減重術後效率極高，短短一年已經減重 40 公斤。「現在每天站 10 小時工作都不會覺得累，也不像之前很會流汗，體能也有變好」，聽她談起自己以前是重度咖啡依賴症，因為肥胖使得工作容易精神不振，為了醒腦以免瞌睡蟲上身，幾乎每天至少都要喝一杯以上的咖啡。

「我瘦下來才會穿無袖衣服，這算是我最大的突破了，不然太胖了，就像大剌剌露出蝴蝶袖一樣」，想起以前高中時討厭穿校裙的往事，勾起她被男同學們取笑胖子的不堪回憶，「那些男生真的酸人的話超級毒舌的，被逼到時我有時會反擊，不過大多數時候都是只能哭一哭就算了」。

女孩子的衣櫃永遠少一件衣服，苡芯當然也不例外，只不過她常常會因為買不到自己想要好看的衣服而感到鬱悶，「我以前衣服只能買大尺碼 XL 以上的 SIZE」，一說起「大尺碼」這三個字，苡芯不自覺地翻白眼。最好自己的人生和這三個字從此再無瓜葛，她心裡這麼想著。

宋醫師處方箋

根據研究指出，體重過重與肥胖相關的癌症有子宮內膜癌、乳癌、子宮頸癌、胃癌、大腸直腸癌、胰臟癌、肝癌、膽囊癌、腎臟癌等等，其中肥胖患者罹患子宮體癌相較於 BMI 正常的婦女，體重超標肥胖的女性罹癌風險高出 7 倍之多。

體重過重是容易罹患足底筋膜炎的四大族群之一，長期久站的工作使得罹患足底筋膜炎機率也會提高。當腳底板踩在地上，準備起身或是走路時，會感覺到足跟隱隱作痛，更別說想要運動減重了。

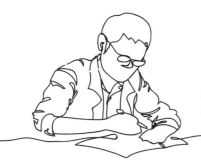

宋醫師診療室

「**我**髖骨痛到不能走，只好坐輪椅被我女兒推著去骨科看診」，「我光是吃止痛藥和胃藥，一個月就要花上千元」，很多肥胖患者在減重之前，一直長期忍受身體疼痛，掛門診、看骨科醫生宛如家常便飯，其中不乏許多人對肥胖的關連性不明所以，有時在求診時，對我抱怨身體上的各種疼痛，甚至比肥胖的困擾還多。

負重所造成的關節性病變，在肥胖患者身上是常見的症狀之一，無論是腰痛、坐骨神經痛、髖關節、足底筋膜炎，每個肥胖者或多或少都有不同程度的疼痛感受；尤其對於工作性質需要久站的人而言，肥胖的體態更是加倍沈重的負擔，各種關節性病變也更容易好發，有的人瘦下來才發現自己出現嚴重的靜脈曲張。更多人是長年一直要做復健，試圖改善關節疼痛，很多肥胖患者到最後也不得不承認，骨科醫師、物理治療師、復健師最常給他們的建議都是「減肥」，只要減輕身體重量的

壓迫就能大大緩解身體的疼痛。

◀ 身體疼痛根本原因在肥胖 ▶

只要腳一踩地就痛，就像踩到針似的刺痛感，許多罹患足底筋膜炎的肥胖患者大多有同病相憐的切身之痛。工作時必須全神貫注，還要擔心腳底疼痛，無法久站、不想走路、趁空坐下而被誤解在摸魚打混，大多數人都是咬緊牙關忍受疼痛撐過去，在科技業工作的麗淑、苡芯每天長達十小時在無塵室，因肥胖帶來的身體疼痛是很多工程師的日常寫照。

「我去逛夜市，逛半圈就需要坐下來休息」，「我去北京走長城時，簡直感覺自己快死掉一樣」，很多肥胖患者連逛夜市的日常休閒活動都無以負荷，更何況是出國旅遊要走路參觀景點，甚至嚴重到骨科醫生叮嚀盡量能坐就坐，不要走路增加腳的壓力。

梅姐告訴我，她的身體疼痛是痛到沒辦法睡覺，腳會麻會酸痛，為了坐骨神經痛而反覆做針灸，也花費上萬元去接受高頻熱凝療法治療神經疼痛，還有因為足底筋膜炎而花費上萬元使用體外震波治療。雖然短期抑制疼痛有療效，但半年之後身

體疼痛又再復發，連隱隱作痛都不是，對她而言，除了忍耐別無他法，「只要一痛起來，我就不想要走路，然後就靠吃來轉移自己對身體疼痛感受，所以又會繼續胖下去」。

長期因爲肥胖導致的疼痛，梅姐很受不了，當我問她這樣折磨五、六年了，都沒想過是肥胖問題嗎？她回答「沒有」。多數肥胖患者沒想過這些痛起來要人命的疼痛，肇因於肥胖，就和梅姐一樣。

「我想做減重手術主要原因是，我髖關節痛到不能走，走路像『掰咖』，去骨科照 X 光之後，醫師說我體重重量壓到髖關節都磨損了，三申五令要我減重，不然就要開刀換人工髖關節了。」對梅姐而言，這是一道選擇題。

一般人難免聽到手術都會感到壓力，梅姐做決定前如何評估的例子，其實可以作爲飽受身體疼痛的肥胖者關於選擇的思考。「如果體重太重，髖關節要開刀，那不如就兩者權衡取其輕；反正都得要開刀，即便使用人工髖關節，體重依然原封不動在那裡，倒不如接受胃縮小減重手術，讓自己變瘦了，等於排除髖關節所承受的重量負擔，把錢花在這裡更值得。」

與其治標不如治本，正是這個道理。如果身體疼痛根本原因在肥胖，如何減重才是對症下藥。就像梅姐經過縮胃手術之後，58 公斤的體重讓她坐骨神經痛、髖關節疼痛、足底筋膜

炎全都不藥而癒，「世上沒有後悔藥，不然應該早點來做減重
手術，光是花費在酸痛的代價就太多了，太多折磨人了」，多
數肥胖患者都對我說過相類似的話。

減重手術之後的體重目標當然不會是一蹴可幾。一個專業
減重團隊的幫助除了手術順利、後勤照顧，飲食教育在瘦身過
程提供很大的幫助。「以前骨科醫生只是叫我要減肥，但並沒
有提供建言或方法。」梅姐以前的徬徨無助，幾乎也是許多肥
胖患者因身體疼痛而有過相同的心情轉折。

「如果沒開刀，妳現在飲食有辦法變成這樣嗎？」梅姐
斬釘截鐵的回答沒辦法，因為她的食量很大。減重縮胃手術最
大的好處之一，就是自我控制能力會變強，加上在個管師、營
養師陪伴下，建立正確的健康教育，從而認識健康的食物是什
麼，在肥胖減重來說，飲食是相對重要的。梅姐能夠按部就班
的達標，也要多虧她自己殷勤不懈堅持下去的飲食記錄，她告
訴我，「吃很重要，但以前吃是享受，現在吃是健康」，學會
選擇營養的食物，對減重肥胖患者一輩子受用無窮。

◀ 肥胖是慢性發炎反應 ▶

因爲身體疼痛，痛到難以忍受，愈加依賴止痛藥，在肥胖患者身上屢見不鮮。最普遍的多半是以往錯誤的減肥方式，服用成分不明的減肥藥，以及暴飲暴食、催吐等等不良的飲食習慣，於是胃食道逆流就吃胃藥。

在若潔的例子中，可以看到止痛藥造成的疼痛循環，因爲長期服用止痛藥而胃痛，所以又需要服用胃藥。若潔的情況不同於一般肥胖患者常見的肌肉疼痛，即便青少年時期曾經歷骨骼生長速度不平衡的成長痛，但她從懷孕增加的體重重量，也就是負重所造成的關節性病變，才致使她飽受疼痛所苦。

「小時候的膝蓋痛只要泡在溫泉水溫度的熱水中就會好轉，後來太胖了，我都得讓熱水把自己皮膚燙紅了，才能壓過那個痛感神經。」若潔即使採取如此激烈手段來以痛壓痛，膝蓋還是痛，一開始從腳踝痛到膝蓋，只要痛感襲來她完全無法走路。

以前的人總認爲肥胖是營養過剩，怎麼可能營養不良，在若潔身上，正好印證了這個長久以來的錯誤觀念。若潔一直有貧血症狀，並透過中醫調理身體，「我鄰居都會調侃我說妳這

種體型怎麼可能貧血，妳都可以吃得這麼胖了，怎麼可能沒營養」，當下我深深感受到若潔對肥胖的深惡痛絕。

若潔告訴我真得不明白何以自己沒吃也會胖，因為懷孕孕吐很嚴重，幾乎沒有太多進食，甚至必須藉助營養針維持孕程健康，也因為長智齒，牙齒痛到無法咀嚼，只好一直喝水，到了懷孕後期醫生已經限制她的水量、鹽分攝取，連第一次產檢抽血檢查，也發現白血球過高的情況。除此之外，懷孕過程還同時併發脂漏性皮膚炎，用手輕輕使力一抓就會破皮流血，注射類固醇也無效。

國外已證實肥胖是慢性發炎反應，有時候抽血的白血球和發炎指數 CRP 會不預期的增高，以若潔情形來看，她在減重手術前一直反覆發生身體不適的症狀，很多是肥胖的慢性發炎所導致的病變，使她脂漏性皮膚炎或其他一些發炎性症狀偏多。

由於若潔自知體質不佳，除了先天心臟瓣膜異常問題，對麻藥過敏，加上家族罹癌病例多，相較一般減重手術的肥胖患者擔心的更繁雜，準備功課做得更加仔細，並且提列了十個問題，「1. 胃縫合處置、2. 切胃切多少、3. 癌症、4. 術後與術前的飲食差異、5. 要不要跟家人講，以及攸關自身身體，包括心臟、氣喘、麻藥過敏等等」，逐一釋疑解惑。所以當她來做減重手術諮詢時，其實已經決定好了。

　　對若潔而言，瘦下來差別最大的是，目前除了過敏藥物仍須服用，現在已經不必再服用止痛藥了，以前早上起床都會胃痛痛醒，減重手術後的胃痛發作頻率也微乎其微，即便過敏藥易發胖，但只要停藥恢復正常時，她是可以正常的瘦下來。

　　「我是一個人來做手術的，手術後連麻醉科醫師都有來關心我。」就我迄今累計完成近 3000 例減重手術，更加說明了減重手術不應當作一般手術看待，而必須是有團隊支持去做後續的幫忙，麻醉科、個管師、營養師、護理師層層把關，穩定度、病人安全性因為分工細膩，而帶給人幸福的手術。

Chapter **4**

術後照顧

吃出健康瘦用秘訣大公開

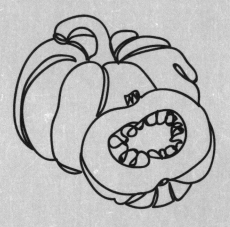

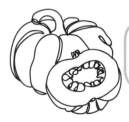

術後飲食原則

一口的量
利用小湯匙
一次一小口
咀嚼 20 下

間隔時間
一口間隔
30~60 秒再吃

乾濕分離
吃完固體食物
30 分鐘後再喝水
以免胃脹不適

一餐減半
進食量一半
避免胃太撐

吸管喝水
一次一小口
20 秒再繼續

切勿躺平
間隔 30 分
避免食物溢出

以退為進
適應不良
回到上一階段

避免三高
食物避免
高油高糖高鹽
以及精製食品

水分漸增
每日 1200-2000C.C
每口間隔 15~30 秒
預防脫水便秘
有益脂肪代謝

飲食進度表

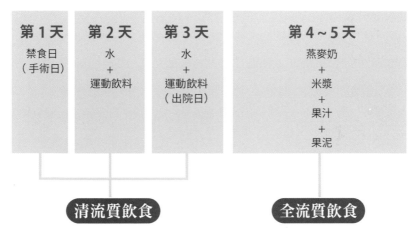

第 1 天	第 2 天	第 3 天	第 4~5 天
禁食日（手術日）	水 + 運動飲料	水 + 運動飲料（出院日）	燕麥奶 + 米漿 + 果汁 + 果泥

清流質飲食

全流質飲食

清流質飲食完全無渣，不刺激腸胃蠕動，室溫時為清澈液體的流質飲食。

食用技巧

1. 住院時每 30 分鐘至 1 小時約 30c.c. 飲用量，約 1 個小藥杯或 1 個 shot 杯
2. 補充完液態食物避免立即躺下，出院後少量多次補充避免脫水
3. 血糖不穩定者，記得隨身準備硬糖果口含或補充含糖飲料
4. 避免牛奶、豆漿、汽水、酒精以免胃脹不適
5. 建議術後一週以上避免運動飲料持續飲用，以防攝取過多糖分

全流質含有少量纖維，營養較清流質飲食均衡在室溫時為液態食物，可以果汁機攪打。半流質飲食則是固體食物經由剁碎細攪處理，加入飲料或湯汁調製成只需稍加咀嚼即可吞嚥的飲食。

食用技巧

1. 每 餐 50~100c.c.， 一 天 3~6 餐
2. 保持水份充足，避免脫水或便秘，且多喝水有助於減重
3. 無糖茶類或黑咖啡，視個人情況適量飲用
4. 果汁不加糖不加蜂蜜，不選酪梨

飲食進度表

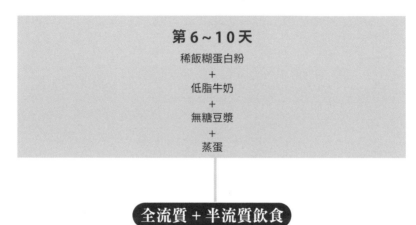

全流質＋半流質飲食

食物呈半流質狀態，容易咀嚼和消化，建議宜少量多餐，每天可進食 3~6 次。

食用技巧

1. 將固體食物剁碎、絞細，調製成不需咀嚼即可吞嚥的食物，例如牛奶、豆漿、蒸蛋、無糖優格、山藥泥、粥糊、嬰兒副食品的果泥或是粥泥等，食物的選擇以質地細、好消化為原則，可以搭配高蛋白配方，幫助維持減重期間身體所需要的蛋白質，避免掉髮或肌肉流失

2. 每餐份量約 100 ~ 150cc(1/3 碗 ~ 1/2 碗)，一天 3~6 餐

3. 儘量多補充水分，避免脫水及便秘

飲食進度表

第11天
軟質食物
+
6 份蛋白質

軟質飲食

質地細軟好消化是軟質飲食的原則，建議少量多餐，視個人適應程度調整。

食用技巧

1. 建議食用肉質較嫩的鱸魚、鱈魚、鯛魚、雞肉、豆腐、優格、雞蛋、軟質水果、葉菜、瓜類等

2. 建議少量多餐，食物選擇以質地細軟、易消化為原則

3. 每餐建議食用量：1/3 碗 ~1/2 碗，約 50~200c.c，一天約 3~5 餐

4. 固體和液體食物 (水、茶) 必須隔間 20~30 分鐘

5. 進食後避免躺下，初期如有噁心嘔吐感，可回到上一階段，待 2 日後再嘗試

6. 米飯術後 1 個月再嘗試

7. 避免油膩湯品、冰淇淋、調味乳、布丁、含糖飲料等

8. 避免過老或含筋肉類，以及粗纖維、帶梗或籽的蔬菜水果

9. 易產氣的食物盡量避免，例如地瓜、冬粉、洋蔥、韭菜等

術後減重菜單示範（術後 1-14 天）

流質菜單

- 每項餐點可以輪替吃
- 可選擇罐裝嬰兒副食品 (果泥、蔬菜泥)
- 一天吃 3-5 餐
- 補充水份 1200-1500cc 以上

Day1-Day2-- 清流質

住院期間：每 3 0 分鐘 3 0 c c 的水份，一天 1 2 0 0 - 1 5 0 0 c c 以上

搭配運動飲料、米湯、立攝適清流質

Day3-- 全流質

早餐：燕麥奶 (無糖無顆粒)150cc

早點：現打綜合果汁 150cc

午餐：米漿 150cc

午點：水果泥 1/2 碗 (120g)

晚餐：燕麥奶 (無糖無顆粒)150cc

Day4-- 全流質

早餐：沖泡麥粉 / 穀粉 3 湯匙＋水 150cc

早點：現打綜合果汁 150cc

午餐：米漿 150cc

午點：水果泥 1/2 碗 (120g)

晚餐：沖泡麥粉 / 穀粉 3 湯匙＋水 150cc

Day5-- 全流質 + 半流質

早餐：低脂牛奶小盒 1 盒 (約 240cc)

早點：無糖優格 120g

午餐：蒸蛋半盒

午點：水果泥 / 果汁 150cc

晚餐：粥糊 1/2 碗 (120g)

Day6-- 全流質 + 半流質

早餐：無糖豆漿 200cc

早點：高蛋白商業配方 (蛋白質 15-20g)

午餐：皮蛋瘦肉粥糊 1/2 碗 (120g)

午點：無糖優格 120g

晚餐：蒸蛋半盒

Day7-- 全流質 + 半流質

早點 : 無糖優格 120g

午餐 : 燕麥奶 (無糖無顆粒)150cc

午點 : 高蛋白商業配方 (蛋白質 15-20g)

晚餐 : 香菇雞肉粥糊 1/2 碗 (120g)

Day8-- 全流質 + 半流質

早餐 : 香蕉牛奶 (香蕉半根＋牛奶 150cc)

早點 : 高蛋白商業配方 (蛋白質 15-20g)

午餐 : 蒸蛋半盒

午點 : 海鮮粥糊 1/2 碗 （120g）

晚餐 : 無糖豆漿 200cc

Day9-- 全流質 + 半流質

早餐 : 蘋果牛奶 (蘋果半顆＋牛奶 150cc)

早點 : 無糖優酪乳 150cc

午餐 : 無糖豆漿 200cc

午點 : 高蛋白商業配方 (蛋白質 15-20g)

晚餐 : 蒸蛋半盒

軟質、全蛋白質菜單

Day10

早餐 : 茶葉蛋一顆 (1 份蛋白質)

早點 : 無糖豆漿 260cc(1 份蛋白質)

午餐 : 蒸蛋半碗 (1 份蛋白質)

午點 : 無糖優格 1 杯 (1 份蛋白質)

晚餐 : 鱸魚湯不喝湯 (兩份蛋白質)

Day11

早餐 : 低脂奶 240cc(1 份蛋白質)

早點 : 水煮蛋一顆 (1 份蛋白質)

午餐 : 高蛋白粉加豆漿 200cc (2 份蛋白質)

午點 : 糖心蛋一顆 (1 份蛋白質)

晚餐 : 滷豆乾 2 小片 (1 份蛋白質)

Day12

早餐 : 無糖豆漿 260cc(1 份蛋白質)

早點 : 無糖優格一杯 (1 份蛋白質)

午餐 : 雞蛋豆腐半盒 (1.5 份蛋白質)

午點 : 無糖白豆花 120g 加鮮奶 240cc(2 份蛋白質)

晚餐 : 煎鮭魚半片 (1 份蛋白質)

Day13

早餐 : 高蛋白粉加鮮奶 240cc(2 份蛋白質)

早點 : 無糖優格一杯 (1 份蛋白質)

午餐 : 舒肥雞胸肉半塊 (1.5 份蛋白質)

午點 : 毛豆 1 小包約 1 碗 (1 份蛋白質)

晚餐 : 涼拌豆腐半盒 (1 份蛋白質)

Day14

早餐 : 荷包蛋一顆一片起司 (1.5 份蛋白質)

早點 : 無糖優酪乳 200cc(1 份蛋白質)

午餐 : 舒肥雞胸肉半塊 (1.5 份蛋白質)

午點 : 水煮蛋一顆 (1 份蛋白質)

晚餐 : 絲瓜炒蛤蜊 (蛤蜊 10 顆)(1 份蛋白質)

術後軟質飲食範例

<table>
<tr><td>早餐</td><td></td><td>點心</td><td></td><td>中餐</td></tr>
</table>

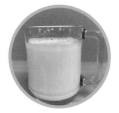

無糖豆漿1杯260c.c

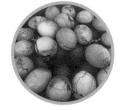

茶葉蛋1顆

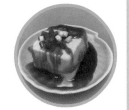

涼拌豆腐半盒

點心 晚餐

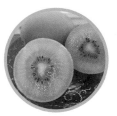

奇異果1顆
或
高蛋白飲 1杯

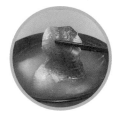

鱸魚湯不喝湯

術後 3 個月菜單參考

	早餐	午餐	點心	晚餐
第一天 765kcal	荷包蛋 1 顆 無糖豆漿 240cc (195kcal) 2P	雞腿 1 隻 蔬菜 (無限制) (220kcal) 2P	芭樂 1 顆 (60kcal)	豬肉片 2 份 玉米筍 1 份 蔬菜 (無限制) (290kcal) 2P
第二天 830kcal	原味蛋餅 1 份 (260kcal) 1P	餛飩湯 (不喝湯) 蔬菜 (無限制) (290kcal) 2P	小香蕉 1 根 (60kcal)	清蒸豆腐 1 份或 排骨 1 塊、雞腿 1 隻 蔬菜 (220kcal) 3P
第三天 940kcal	茶葉蛋 1 顆 牛奶 240cc (225kcal) 2P	皮蛋豆腐 1 盤 蔬菜 (無限制) 豆干 1 份 (295kcal) 3P	高蛋白飲 1 杯 (85kcal) 1P	煎豆腐 1 份 白色蔬菜半碗 海鮮料理 (蝦、蛤蜊、魚 1 碗) (335kcal) 3P
第四天 865kcal	小香蕉 1 根 無糖豆漿 240cc (135kcal) 1P	餛飩湯 (不喝湯) 豆干或豆皮 1 份 蔬菜半碗 (365kcal) 3P	高蛋白飲 1 杯 (85kcal) 1P	魚 1 條 蔬菜半碗 (280kcal) 3P
第五天 795kcal	小香蕉 1 根 高蛋白飲 1 杯 (145kcal) 1P	滷雞腿去皮 1 隻 蔬菜 1 碗 (220kcal) 2P	蘋果 1 顆或 (60kcal) 傳統豆花 (75kcal) 1P	豬肉片 1 份 豆皮 1 份 蔬菜 (無限制) (295kcal) 2P

※建議術後三個月參考

	早餐	午餐	點心	晚餐
第六天 765kcal	無糖優格 1 個 無糖豆漿 240cc (170kcal) 2P	水餃 5 顆 燙青菜 1 份 (240kcal) 1.5P	葡萄 8 顆 (60kcal)	肉類 2 份 豆腐或豆干一份 蔬菜（無限制） (295kcal) 3P
第七天 840kcal	水果 1 碗 無糖鮮奶茶 1 杯 (140kcal) 1P	鱸魚湯不喝湯 蔬菜 1 份 (190kcal) 3P	高蛋白飲 1 杯 （85kcal） 宵夜：帶殼 毛豆 1 碗 （75kcal） 1P	烤肉串 2 支 蔬菜 (340kcal) 3P
第八天 830kcal	水煎包 1 顆 無糖豆漿 240cc (290kcal) 1.5P	豆干、海帶、 肉 1 份 燙青菜 (200kcal) 2P	優酪乳 1 杯 (120kcal) 1P	肉類 2 份 蔬菜（無限制） 或雞腿 1 隻 蔬菜（無限制） (220kcal) 2P
第九天 775kcal	荷包蛋＋起士 2 片 無糖鮮奶茶 1 杯 (330kcal) 3P	皮蛋豆腐 1 份 無糖茶類 1 杯 (150kcal) 2P	高蛋白飲 1 杯 (85kcal) 1P	大腸豬血湯 （不喝湯） 蔬菜半碗 (210kcal) 3P
第十天 940kcal	包子 1 顆 無糖豆漿 240cc (365kcal) 3P	滷雞腿去皮 1 隻 蔬菜 1 碗 (220kcal) 2P	蘋果 1 顆 (60kcal)	肉類 2 份 豆皮 1 份 蔬菜（無限制） (295kca

減重術後運動原則

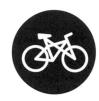

水分漸增簡易運動

術後一週建議簡易運動例如騎腳踏車、健走和慢跑，視情況逐漸增加運動量。

術後一週避拿重物

術後即可正常生活工作，但一週內盡量避免提拿重物

運動之前補充水分

運動前補充適量水分，可幫助緩和心跳

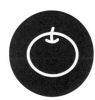

運動補充高鉀水果

攝取低纖維、富含水份。

如有不適尋求專人

如運動時自覺不適，請務必尋求專人協助，藉由適當運動處方改善。

水份補充技巧

- 1 小時內的運動，包括跑步，運動前中後喝水，不需刻意補充運動飲料。
- 1 小時以上的運動競賽或高強度運動需補充鹽份，可適量補充運動飲料。
- 比賽或高強度運動可以自製運動飲料，以 1 L 水＋ 8 0 g 糖＋ 3 . 5 g 鹽調製，以維持體力、避免頭暈、脫水、抽筋等。

運動飲食

- 長跑或 1~3 小時運動後體力恢復：

   60% 碳水化合物

   40% 蛋白質和脂肪

- 重訓或短時間高強度訓練增肌減脂：

   60~70% 蛋白質和脂肪

   <40% 碳水化合物

減重術後的營養素補充

胃容量限制型

胃容量限制型的減重術式如胃縮小胃夾、胃束帶、胃水球等，是透過減少胃容量來達到減重的效果，胃部結構的改變需注意體內鐵與維生素 B12 的攝取。

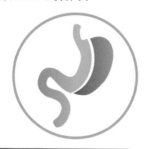

混合型（胃容量限制＋吸收不良）

混合型的減重術式如胃繞道或迷你胃繞道等，透過減少腸道吸收面積來達到減重效果，而期間營養素吸收受到限制，所以必須補充足夠營養，雖然不一定有營養素缺乏症，但仍建議積極補充。

營養品補充建議

　　混合型腸胃吸收限制型的減重術式如胃繞道或迷你胃繞道等，透過減少腸道吸收面積來達到減重效果，而期間營養素吸收受到限制，所以必須補充足夠營養，雖然不一定有營養素缺乏症，但仍建議積極補充。

　　手術前後都會定期做血液營養檢驗，減重期間食量減少，因此所需營養素較多，大約是手術前的 1.5~2 倍。營養品的成分來源很多，選擇品質優良、好吸收的補充品，才能達到維持健康的目的。

　　鐵劑、鈣片、綜合維他命請記得間隔 2 ～ 3 小時食用。

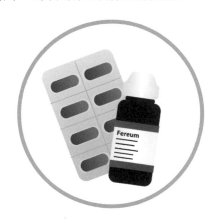

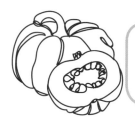

認識食物紅綠燈 選擇食物沒煩惱

綠燈——新鮮、天然、不加油糖的食物，可每天食用。

精製——加工、添加少量油糖的食物，一週食用 1~2 次。

紅燈——精製、加工、高油、高糖的食物，減重期間盡量不食用。

各大類食物	綠燈食物	黃燈食物	紅燈食物
五穀根莖類	米飯、麵條、水煮玉米、馬鈴薯、山藥、南瓜、地瓜	碗粿、麵包、蘿蔔糕、炒麵、炒飯、水煎包	油飯、燒餅、洋芋片、蛋糕、年糕、薯條、甜甜圈、月餅、速食麵 爆米花、鬆餅、蛋捲
奶類	脫脂奶、低脂奶、無糖零脂優格、無糖優酪乳	全脂奶、含糖優格或優酪乳	煉乳、調味乳冰淇淋、養樂多
海鮮肉類	少油炒、蒸、煮、燉、滷、烤、涼拌去皮、或去肥肉的瘦肉	水煮鮪魚罐頭、鹹魚、魚丸	油漬罐頭、油炸魚肉類、魚肚、香腸、肥肉、大腸、培根、火腿、臘肉、三層肉、甜不辣、肉鬆
蛋類	蒸蛋、滷蛋、水煮蛋、茶葉蛋、少油煎蛋	三色蛋、皮蛋、鹹蛋	

各大類食物	綠燈食物	黃燈食物	紅燈食物
豆類	無糖／低糖豆漿、豆腐、滷豆乾、百頁		全糖豆漿、甜豆花、臭豆腐、炸豆皮、麵筋、油豆腐
蔬菜類	水煮、涼拌、少油烹調的蔬菜	醃漬蔬菜、罐頭蔬菜、罐裝蔬菜汁	過油茄子、炸香菇、油炸蔬菜
水果類	各種新鮮水果新鮮無糖果汁	罐裝含糖果汁	水果沙拉、酪梨、椰子、龍眼、釋迦、蜜餞
油脂類	各種植物油	花生、腰果、瓜子、杏仁、開心果	沙拉醬、千島醬、花生醬、奶油、豬油
飲料類	白開水、無糖茶類、無糖咖啡		汽水、可樂、雪碧、運動飲料、可可、阿華田
調味料	白醋、蔥、薑、鹽、清醬油	胡椒粉、五香粉、芥末、醬油膏	糖、番茄醬、沙茶醬、蠔油、蛋黃醬、果醬、果糖、蜂蜜
甜點零食	少鹽海苔米餅	蘇打餅乾	巧克力、酥皮、點心、小西點、喜餅、甜甜圈、鬆餅、紅豆餅、布丁、沙其馬、鱈魚香絲

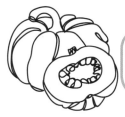

認識六大類食物

（一）蛋白質

減重瘦身，蛋白質很重要

　　人體除了水分和脂肪以外，還含有大量「蛋白質」，主要維持生命、促進體內各種新陳代謝、維持每個器官組織，如果減重期間蛋白質攝取不足，可能會有各種營養不良的狀況發生：

　　·肌肉量減少、代謝降低：蛋白質攝取不足，身體會轉而消耗肌肉中的蛋白質，使基礎代謝率降低，另外也會影響免疫系統，使抵抗力下降，容易感到疲倦。

　　·頭髮容易斷裂、脫落：頭髮和指甲都由蛋白質構成，若長期缺乏蛋白質，頭髮將會容易斷裂，甚至大量掉髮。

　　所以減重期間，攝取優質蛋白質非常重要，可多食用低脂的雞肉片、鱸魚、蛤蜊、黃豆製品、低脂乳製品、雞蛋等。

蛋白質食物選擇順序

　　手術後進入軟質飲食的階段時，盡量選擇好消化的食物，可以先從纖維較細嫩的蛋、豆腐、魚類開始，記得慢慢吃，如果飲食後不會感覺腹脹或不舒服，可以進展到雞肉，例如

雞腿、雞胸肉等，最後再嘗試牛肉及豬肉，注意避免和茶水同時間進食，以免太飽造成嘔吐的狀況。

蛋白質類

種類	份量	總食量 g	種類	份量	總食量 g
雞、皮、鴨蛋	1 粒	60~65			
蛋白	2 粒	70			
蒸蛋	2/3 碗	180	傳統豆腐	2 格	110
鵪鶉蛋	5 粒	60	嫩豆腐	1/2 盒	140
肉類、內臟	1/2 手心大	生 35 熟 30	雞蛋豆腐	1/3 盒	100
(豬牛羊魚鴨雞)	1 公分厚	30	麵腸	1 條	40
肉絲、肉末	2 湯匙	45	素雞	1/2 條	30
火腿片	2 片	100	豆干	小 2 塊、大 1 塊	35~40
排骨	小 3 塊、大 2 塊	225	黑豆干 (生)	1/3 塊	55
豬血	1/2 塊	48	干絲	1/3 碗	40
丸子	小 4 粒、大 2 粒	100	豆腐皮	1 張	15/30
花枝、烏賊 (熟)	2/3 手掌寬	65/35	黃豆 (生 / 熟)	1/2 碗	20 /36
海參	1 小條	生 / 熟	毛豆 (熟)	1/3 碗 (3 匙)	60
牡蠣	8 個	60/92	毛豆 (帶夾)	1 碗	90
大 / 小文蛤	6/20 個 (40 卡)	35	豆漿 (無糖)	260cc	260
草蝦 / 蝦仁	4/6 隻	35	脫脂奶粉	3 湯匙 (80 卡)	25
明蝦	1 隻	35	低脂奶粉	2 湯匙 (120 卡)	25
蟳	1/2 隻	80	脫脂鮮奶	240cc(80 卡)	
蜆	90 個	80	低脂鮮奶	240cc(120 卡)	
西施舌	6 個	35	低脂起司片	2 片 (120 卡)	
大鳳螺	4 個 (36 卡)	45	無糖優格	120g	
九孔	3 個 (42 卡)	45	無糖優酪乳	200cc	
龍蝦	1/2 隻	30	無糖豆花	240g	
乾干貝	3 個	10	拿鐵 / 鮮奶茶	<500cc=0.5P	
鹹小卷	2 隻	35		>500cc=1 P	
烏魚子	1/9 付	20			

※每份含蛋白質 7 公克，脂肪 3~5 公克，熱量 55~75 大卡

蛋白質份量計算

半個手心的肉為 1 份 (1P)

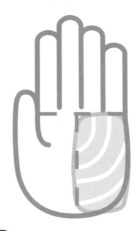

蛋白質份量計算

2 個白色塑膠湯匙為 1 份 (1P)

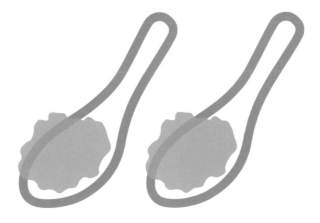

（二）乳品類

　　優質蛋白質食物除了肉類、海鮮和豆類之外，牛奶也是優質蛋白質的一種，像牛奶、羊奶等，都含有大量的蛋白質，其中以牛奶中所含有的蛋白質含量最為豐富。牛奶不僅可以補充足夠的蛋白質，同時還含有豐富的鈣質，適量飲用可以幫助身體增加鈣質的吸收，降低減重過程中骨鈣流失的機率。

1 份乳品類

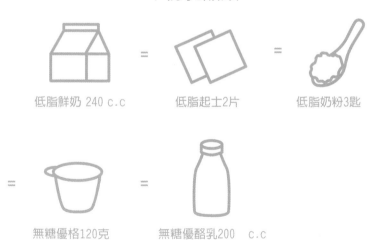

低脂鮮奶 240 c.c　＝　低脂起士2片　＝　低脂奶粉3匙

無糖優格120克　＝　無糖優酪乳200　c.c

（三）全穀根莖類

　　醣類是我們身體細胞很重要的能量來源，適量使用、選對好的醣類食物並不會導致肥胖，還能促進身體新陳代謝，醣類食物的選擇在於「質」而不是「量」，可多選擇全穀根莖類（五穀飯、糙米飯、麥片、地瓜、南瓜、山藥、馬鈴薯）等非精緻的澱粉食物，富含高纖維、維生素及礦物質，可以提供減重期間身體所需的營養，幫助健康的維持。

1 份澱粉

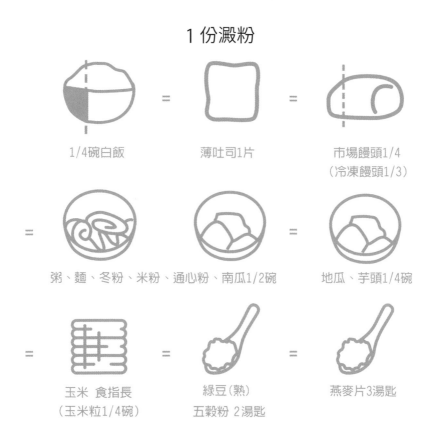

1/4碗白飯　＝　薄吐司1片　＝　市場饅頭1/4
（冷凍饅頭1/3）

＝　粥、麵、冬粉、米粉、通心粉、南瓜1/2碗　＝　地瓜、芋頭1/4碗

＝　玉米　食指長
（玉米粒1/4碗）　＝　綠豆（熟）
五穀粉 2湯匙　＝　燕麥片3湯匙

五穀根莖類（主食）

種類	份量	總食量 g	種類	份量	總食量 g
白飯 (熟)	1/4 碗	50	冷凍饅頭	1/3 個	30
紅豆 (生 / 熟)	免洗湯匙	20/50	早餐店饅頭	1/4 個	30
綠豆 (生 / 熟)	2 匙	20/50	手工饅頭	1/6 個	30
馬鈴薯	1/4 碗	90/100	水餃	4 個 1C1P	30(皮)
地瓜	1/4 碗	60	小餛飩	7 個 1C1P	30(皮)
芋頭 (生 / 熟)	1/4 碗	60/84	一般餛飩	6 個 1C2P	30(皮)
豌豆仁	1/4 碗	45	溫州餛飩	2 個 1C1P	30(皮)
稀飯	1/2 碗	125	春捲皮	1.5 張	30
麵條 (乾 / 熟)	1/2 碗	20/40	蘇打餅乾	3 片	25
米粉 (生)	1/2 碗	20	玉米	食指長	85
冬粉 (生)	1/2 碗	20	玉米粒	2 湯匙	70
山藥	1/2 碗	70	蓮子	26 顆	25/45
南瓜	1/2 碗	90	雪蓮子	26 顆	26/50
蓮藕	1/2 碗	100	栗子	6 個	50
牛蒡	1/2 碗	100	菱角	9 粒	85
豆薯	1/2 碗	190	荸薺	7 個	70/100
吐司	1 片	25	皇帝豆	16 顆	20
吐司 (大)	1/2 片	25	麥片	3 湯匙	20
吐司 (厚)	1/2 片	25	麥粉	4 湯匙	30
餐包 (小)	1 個	25	無餡湯圓	10 粒	30
漢堡麵包	1/2 個	25	蘿蔔糕	名片大小	50
包子 (普通)	1/2 個	1C1P	豬血糕	1/2 塊 1C0.5P	35
高麗菜包	1/2 個	1C	寧波年糕	6 塊	30
冬粉菜包	1/2 個	1.5C			

※每份含醣類 15 公克，蛋白質 2 公克，熱量 70 大卡

（四）水果類

新鮮水果富含纖維和水分，可以當做點心適量食用，有助體重管理和減重，另外水果也豐富的抗氧化營養素，如 β-胡蘿蔔素、維生素 C、E，及葉黃素、花青素、茄紅素、葉綠素等各種抗氧化植化素，可以預防癌症及慢性病等的發生。

1 份水果

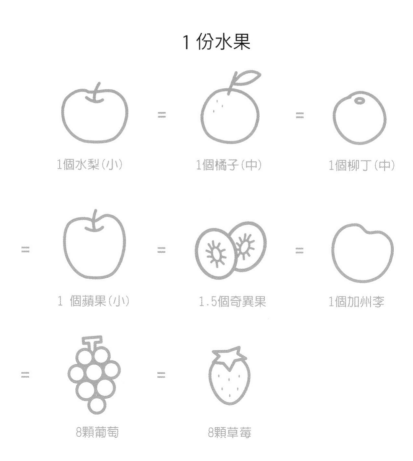

1個水梨(小) ＝ 1個橘子(中) ＝ 1個柳丁(中)

＝ 1 個蘋果(小) ＝ 1.5個奇異果 ＝ 1個加州李

＝ 8顆葡萄 ＝ 8顆草莓

水果類

含糖份較高的水果，請適量食用：

鳳梨 (6 分滿、1/5 個，100g)、芒果 (6 分滿，110g)、香蕉 (1/2 條，70g)、芭蕉 (1 條)

荔枝 (7 粒，100g)、哈密瓜 (1/5 個，210g)、龍眼 (13 個，帶殼 130g、去殼 100g)

柿子 (3/4 個，70g)、菠蘿蜜、釋迦果 (1/4 碗，1/2 顆，60g)

避免食用：榴連 (去殼，1/4 瓣，35g)、酪梨 (1/2 碗，75g)、甘蔗 (汁)、椰子汁

種類	份量	總食量 g	種類	份量	總食量 g
椪柑	1 個	130	黑棗、紅棗棗	黑 8~10 個	20
柳丁		130	綠棗子	2 個	140
香吉士		135	葡萄	小 13，大 8 個	100
加州李		110	櫻桃	11 個	80
玫瑰桃		120	聖女小番茄	1 碗	190
水蜜桃		135	草莓	20 小顆	160
桃子	小 1 個 大 1/2 個	120	枇杷	6 個	150
蘋果		110	葡萄柚	3/4 個	160
芭樂 (扣籽)		90	西洋梨、粗梨	1 個	100
奇異果	綠 1.5/ 金 1 個	110	水梨	小 1，大 1/2 個	150
西瓜	1 碗	200	檸檬	2 個	280
木瓜	1/4 個	150	百香果	3.5 個	140
香瓜	2/3 個	165	蓮霧	2 個	170
哈密瓜	1/5 個	210	文旦、白柚	9 小瓣	180
楊桃	2/3 個	180	金棗	12 個	140
			火龍果	小 1，大 1/2 個	120

※每份含醣類 15 公克，蛋白質 1 公克，熱量 60 大卡

（五）油脂類

　　減重期間的飲食以少油為主，但不需要完全斷絕油脂，適量攝取健康油脂可以維護神經系統和細胞的穩定，例如一週可以攝取 1-2 次堅果，每次一湯匙，例如花生、開心果、松子、核桃、腰果、夏威夷果、榛果、栗子等，含有大量的營養成分和油脂，包括維生素 E、鋅、鐵、鎂、鈣、omega 3、蛋白質等，都是身體很好的能量來源。

1 份油脂

油脂5公克
1/3 湯匙(1茶匙)

=

瓜子、開心果、核桃1湯匙

=

帶殼花生2湯匙（ 約10粒）

=

杏仁粉、花生粉1湯匙

=

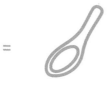

沙茶醬 、美乃滋 1／2湯匙

（六）蔬菜類

　　各種顏色的蔬菜中富含著人體需要的必要元素，例如抗氧化維生素 A、C、E 和 β - 胡蘿蔔素，可以清除氧氣在人體進行代謝反應後產生的自由基，保護身體組織避免受到傷害，進而減緩老化。另外蔬菜中的纖維質可以增加糞便形成的軟度，有益排便，多吃纖維質可以促進身體的代謝功能，幫助控制體重。

1 份蔬菜

生重100克
煮熟後 1 / 2 碗(1碟)

運動好累 減重有限

運動 1 小時	運動 1 小時所消耗的熱量 單位：大卡		
	73 公斤	91 公斤	109 公斤
高強度有氧	511	637	763
低強度有氧	365	455	545
水中有氧	292	364	436
登山	511	637	763
打籃球	584	728	872
騎腳踏車,<10mph,leisure	292	364	436
打保齡球	219	273	327
跳舞,交際舞	219	273	327
足球	584	728	872
高爾夫球	329	410	491
爬山	438	546	654
溜冰	511	637	763
慢跑,5mph	584	728	872
壁球	511	637	763
溜滑輪	913	1138	1363
跳繩	730	910	1090
划船	511	637	763
跑步,8mph	986	1229	1472
壘球 或 棒球	365	455	545
踏步機	657	819	981
游泳	511	637	763
跆拳道	730	910	1090
太極	292	364	436
網球	584	728	872
排球	292	364	436
健走,2mph	183	228	273
健走,3.5mph	277	346	414
舉重	219	273	327

※ 資料來源：衛福部

後記

永續病患的價值
是我最大的使命

「我不在醫院，就是在往醫院的路上。」這句話有時候想起來，真是我從醫以來最貼近真實的生活寫照。無須滑開手機行事曆的日常，門診、會議馬不停蹄，週六在開刀房裡緊鑼密鼓的準備工作，週日的上午來看看病房裡的術友恢復情形，每週一在嘉義陽明醫院看診，從 2014 年迄今也已經連續七年不間斷地往返嘉義、高雄兩地。

常常有醫院同事問我「為何會如此的堅持？」。其實，我沒有什麼長篇大論，更談不上任重道遠，對於堅持僅僅是一份莫忘初心的責任感。尤其減重病人在經歷手術之後，格外重視落實術後追蹤，身為一名減重外科醫師，我的職志就是專注病人的所有事情，凡事必以病人福祉利益為優先。

市面上的減重方式琳瑯滿目，想必也不用我來多加贅述，然而怎樣的減重醫療才是病人真正需要的呢？所以我不斷在

思考自己還能為病患做什麼？到底怎樣的手術方式及其他治療方法才是最好的？應該要跟著最新的減重趨勢引進新的減重方式嗎？還是傾力於自己擅長的？

　　我想，無論是新式技術或舊式傳統的減重方式，皆有其優點及缺點，而我們能做的就是不斷更新資訊，同時精進原先已在執行的項目；也因為任何新式的減重方式都需要時間的考驗，對我而言，病人安全永遠必須擺在第一位，當新式的減重方法尚未有足夠的時間說明其風險及成效等穩定性，就不該犧牲病人的安全，只為一昧追求最新的減重趨勢。

　　這些年帶領醫療團隊，我們實現建置整合性單一窗口的減重醫療站，打造專屬個人全方位減重計畫。一次減重療程，終身追蹤照護；減重術後可以放心交由團隊協助療程後的護理照護及飲食等返家後注意事項，在到達個人理想體重目標的過程，團隊亦將陪伴患者直至體重達到個人理想目標為止。

　　我們積極落實減重病友術後追蹤率及永續醫療服務，為術友規劃長期維繫健康及管理體重的計畫，包括建立術友支持團體，提供減重相關知識性課程，並且定期舉辦交流活動，使術友可以彼此給予支持與鼓勵。

　　無論是例行性病友會活動、年末病友回娘家，或臉書社

團減重術後交流，從默默潛水瀏覽別人動態到擁有自信發文曬照，互相分享手術經驗、日常食譜，讓病友支持團體像大家庭一樣充滿溫馨和歸屬感，也增進病友的社交活動。

同時我們舉辦各類型的減重比賽，提供給病友舞台希望他們可以受到正面鼓勵，揮別肥胖時的不自信，例如週年之星選拔，透過貼文按讚讓術友化被動為主動來推動減重健康促進；此外，我們也企劃拍攝減重微電影《安心的託付》與 YouTube 個人頻道《減重好洲到》，除了衛教、營養、運動各類影片，並為減重術友透過記錄影片分享減重心路歷程，還有線上直播＃天天播洲洲報。近年更一進步與圓石禪飲的圓石優格飲合作開發適合減重者喝的酸奶，及與 Thomas Chien 法式餐廳合作開發減重術後也可以吃的法餐和減重料理包。

學海無涯、學無止盡。由於臨床數量的增長，未來我們也希望透過這樣豐富的資產，投入從事相關研究來提升臨床照顧品質，一方面成立亞洲肥胖醫學研究中心，盼能與世界接軌走在趨勢上，包括每年例行舉辦港都手術高峰會，集結國內外專家學者共同討論，讓減重醫療可以邁向更專業、更多元的未來。

有人說減重是一輩子的事業，確實體重也不會因為經歷

一次手術馬上就瘦下來,而瘦下來以後仍要細心照料方能維持健康的體態,所以纖體健康中心就像是一個提供給病人的舞台,我們永遠要思考如何為病人創造更多對生活的期待感與希望感,永續病患的價值才是我最大的使命。

謝謝你讓我瘦下來

獻給減重路上遭遇無數挫折的你

作者宋天洲**統籌**曹馨文**採訪編輯**陳婷芳**插畫**林玟萱**設計**RabbitsDesign **行銷企劃經理**呂妙君**行銷專員**許立心

總編輯林開富**社長**李淑霞**PCH生活旅遊事業總經理**李淑霞**發行人**何飛鵬 **出版公司**墨刻出版股份有限公司 **地址**台北市民生東路2段141號9樓 **電話** 886-2-25007008 **傳真**886-2-25007796 **EMAIL** mook_service@cph.com.tw **網址** www.mook.com.tw **發行公司**英屬蓋曼群島商家庭傳媒股份有限公司城邦分公司 **城邦讀書花園** www.cite.com.tw **劃撥**19863813 **戶名**書蟲股份有限公司 **香港發行所**城邦（香港）出版集團有限公司 **地址**香港灣仔洛克道193號東超商業中心1樓 **電話**852-2508-6231 **傳真**852-2578-9337 **經銷商**聯合股份有限公司（電話：886-2-29178022）金世盟實業股份有限公司 **製版印刷** 漾格科技股份有限公司 **城邦書號**KG4019 **ISBN** 9789862896907・9789862896938（EPUB）**定價** 380元 **出版日期**2021年12月初版・2022年2月初版二刷・2022年3月初版三刷 版權所有・翻印必究

國家圖書館出版品預行編目(CIP)資料

謝謝你讓我瘦下來：獻給減重路上遭遇無數挫折的你/
宋天洲著. - 初版. -- 臺北市：墨刻出版股份有限公司出版：
英屬蓋曼群島商家庭傳媒股份有限公司城邦分公司發行,
2021.12
　面；　公分
ISBN 978-986-289-690-7(平裝)
1.減重 2.外科

411.94　　　　　　　　　　　　110020111